やせる

1~3分
煮るだけ！

スープジャー弁当
100

阪下千恵

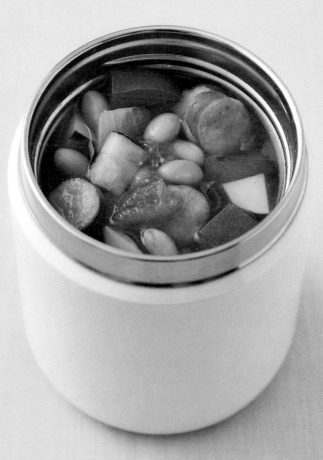

Gakken

Prologue

低糖質&高たんぱくの
スープジャー弁当で
ラクにおいしくやせましょう!

　お昼に野菜たっぷりのあったかいスープがあると、「あ～、朝作っておいて
よかった!」という幸せな気持ちになります。

　スープジャーのお弁当は、作る手順はどれもシンプル。材料を切って、さっ
と煮て、アツアツのうちにスープジャーに入れるだけ。保温機能のおかげでち
ょうどよく火が通り、食べるころには野菜もお肉も絶妙な煮え加減になってい
るのです。さらに、何よりうれしいのは、忙しい朝でも、作るのが簡単!　我
が家でもお弁当はもちろん、自宅で過ごす日にも大活躍しています。

　この本で紹介するスープは、どれも糖質や油分が控えめで、野菜たっぷり、
具だくさんを意識しているので、ダイエット中の人におすすめです。お弁当箱
のようにあれこれと何品も入れなくても、野菜やたんぱく質がしっかりとれて、
カロリーや糖質量も管理しやすいのが魅力。スープだけでもしっかりお腹が
満たされます。食材と味つけのバリエーションも、和風、洋風、アジアンなど
自由自在なので、毎日スープジャー弁当でも飽きずに続けられるのもいいとこ
ろです。ちょっと胃腸が疲れ気味のときは、雑炊やリゾットもおすすめ。気分
に合わせて、家にある材料に合わせて、ぜひ「今日のスープ」を見つけてくだ
さい!　具だくさんスープに小さなおにぎりや低糖質パンを添えたり、サラダ
をプラスしたり、ぜひ自分に合ったスタイルで作ってみてくださいね。

阪下千恵

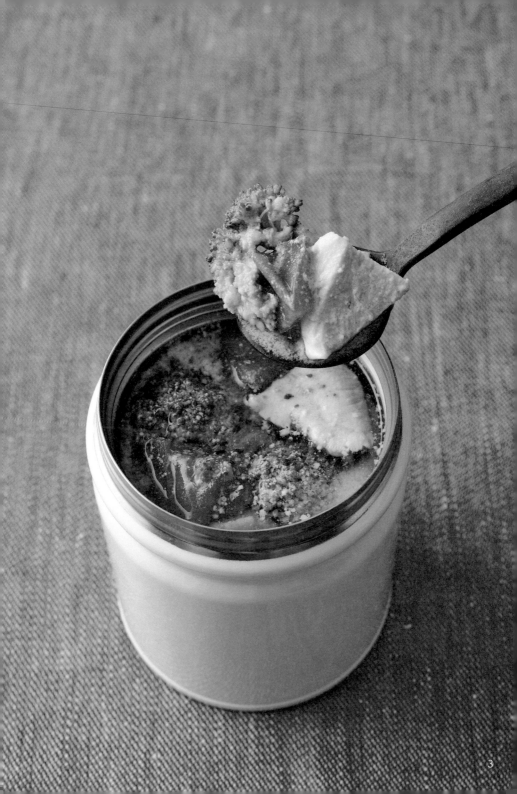

もくじ

2 Prologue
6 スープジャー弁当でやせる理由5
8 スープジャーの特徴3
10 スープジャー弁当の基本の作り方

Part 1 やせる! 和のスープジャー弁当

みそベース

14 トマトとブロッコリー、
　　鶏むね肉の豆乳みそ汁
16 豚肉とピーラー根菜のしょうがみそ汁
17 鶏もも肉と長ねぎのにんにくみそ汁
18 鶏ささみとアボカドのみそ汁
19 豚肉と海藻ミックスのごまみそ汁
20 鮭と大根のバターみそ汁
21 たらとじゃがいもの豆乳みそスープ
22 さば水煮缶と薬味野菜の冷や汁
23 和風マーボーみそ汁

しょうゆベース

24 豚肉と玉ねぎのしょうがレモンスープ
26 丸ごとピーマンと牛肉のからし風味スープ
27 めかぶとオクラのトロトロスープ
28 えびと長いものわさび風味スープ
29 あさりとほうれん草の昆布スープ
30 厚揚げとちくわのおでん風スープ
31 具だくさんけんちん汁

塩ベース

32 牛肉とかぶのゆずこしょうスープ
34 和風ポトフ
35 豆腐としらすのあっさりスープ

・Column 1・ お湯を注ぐだけの即席スープ

36 かにかまと梅のとろろ昆布スープ
37 焼き豚とほうれん草の中華スープ
38 ツナとセロリの赤じそ風味スープ
39 豆腐と桜えびのポン酢スープ
40 あさり缶とわかめの
　　チーズ風味コンソメスープ
41 サラダチキンとキャベツの即席みそ汁

・Column 2・

42 スープに合わせるごはんのこと

Part 2 やせる! 洋のスープジャー弁当

トマト系

44 ピーマンとトマトのハンバーグスープ
46 牛肉とトマト缶のボルシチ風スープ
47 鯛のブイヤベース風スープ
48 えびのミルクトマトスープ
49 落とし卵入りラタトゥイユ風スープ
50 チリコンカン風スープ
51 オムレツスープ

クリーム系

52 たらとアスパラのレモンクリームスープ
54 マッシュルームとウィンナーの
　　クリームスープ
55 鮭とコーンのミルクスープ
56 せん切りにんじんとじゃがいもの
　　マスタードクリームスープ
57 崩しかぼちゃと大豆のポタージュ風スープ

コンソメ系

58 ザワークラウト風ウィンナーと
　　キャベツのスープ
60 鶏むね肉とかぼちゃのコンソメスープ
61 豚肉とトマトのバジルコンソメスープ
62 シーフードミックスときのこの
　　レモンコンソメスープ
63 鮭ときのこのバターコンソメスープ
64 めかじきとブロッコリーのコンソメスープ
65 鶏もも肉とキャベツ、にんじんのポトフ
66 豆腐と卵のふわふわスープ
67 カリフラワーと大豆のコンソメスープ

塩バター系

68 パプリカとなす、鶏ひき肉の塩バタースープ
　　／ミックスきのこと玉ねぎの塩バタースープ

デミグラス系

70 鶏もも肉となすのデミスープ／
　　ビーフシチュー風スープ

・Column 3・

72 スープに合わせるパンのこと

Part 3 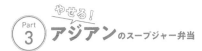 アジアンのスープジャー弁当

中華風

74 豚ひき肉ともやしの坦々スープ
76 鶏ささみとしいたけの
　　サンラータン風スープ
77 マーボーなす風スープ
78 牛肉と小松菜の五香粉風味スープ
79 切り干し大根の鶏だんごスープ
80 ベビーほたてと白菜のミルクスープ
81 桜えびと豆腐の豆乳スープ
82 レタスとザーサイの卵スープ
83 厚揚げと小ねぎのわかめスープ

韓国風

84 キムチチゲ風スープ
86 牛肉とクレソンのにんにくスープ
87 たたきごぼうとさば缶の
　　コチュジャンスープ

カレー風

88 めかじきといんげんのタイ風カレースープ
90 豚肉とミニトマトの欧風カレースープ
91 ゴーヤと豆腐の和風カレースープ
92 鶏もも肉とブロッコリーの
　　バターチキンカレースープ
93 大豆と夏野菜のトマトカレースープ

その他エスニック風

94 鶏ささみとキャベツのパクチースープ／
　　シーフードミックスと野菜のハーブスープ
96 えびとセロリのナンプラースープ
97 サラダチキンとミニトマトの
　　ガーリックスープ

・Column 4・

98 スープに合わせるめんのこと

Part 4 ごはん&めんのスープジャー弁当

雑炊・おかゆ

100 押し麦と鶏もも肉のサムゲタン風雑炊
102 もち麦ときのこのじゃこ雑炊
103 発芽玄米と牛肉のユッケジャン風雑炊
104 鮭と豆苗の雑穀米かゆ
105 もち麦と大豆の豆乳みそ雑炊

リゾット

106 シーフードミックスとアスパラの
　　もち麦チーズリゾット
108 合いびき肉と押し麦のトマトリゾット
109 具だくさんクリームリゾット
110 もち麦のカレー風味リゾット
111 ほうれん草とチーズの
　　ジェノベーゼ風玄米リゾット

めん

112 しらたきとたらこのスープめん風
114 しらたきと鶏ひき肉のスープめん風
115 しらたきと豚肉の豆板醤スープめん風
116 いかとクレソンの
　　トマトクリームスープパスタ
117 豚肉とカマンベールのコンソメスープパスタ
118 あさり缶のクラムチャウダーパスタ
119 えびとトマトのカレー風はるさめスープ
120 しめじと梅、かにかまのはるさめスープ
121 水菜と肉だんごの中華風はるさめスープ

・Column 5・ ヘルシーごはん&パン

122 具だくさんチャーハン／
　　ひじきと厚揚げの炊き込みごはん
123 もち麦ごはんおにぎり／
　　わかめたっぷり混ぜごはんおにぎり／
　　大豆とじゃこの混ぜごはんおにぎり
124 卵と大豆のサンド／ハムレタスサンド／
　　サラダチキンとトマトのサンドイッチ
125 スプラウトとオムレツのサンド／
　　ベジタブルチーズサンド

126 さくいん

スープジャー弁当でやせる理由 5

ダイエットしたいけれど、空腹をガマンしたくない！という人におすすめなのが、スープジャー弁当。具だくさんのアツアツスープで、しっかり満足感を得られます。まずは、スープジャー弁当がダイエットに向いている理由をご紹介しましょう。

ゆる糖質オフで高たんぱく！

低糖質&たんぱく質豊富な食材や調味料を使う！

この本で紹介しているスープジャー弁当のレシピは、低糖質&高たんぱくの食材や調味料を使ったものばかり。糖質オフの食事は、血糖値の上昇を緩やかにして、インスリンの分泌を抑え、中性脂肪が体内に貯蓄されるのを防ぐといわれています。また、必然的に食べ物から得られるブドウ糖が少なくなるので、体は、脂肪を燃焼してエネルギーを補おうとします。すなわち、脂肪がたまりにくく、燃焼しやすい体になるというわけ。ランチは炭水化物中心のメニューが多くなりがちですが、ゆる糖質オフのスープジャー弁当にするだけで、やせやすい体に近づきます。

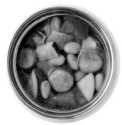

野菜とソーセージで具だくさん！

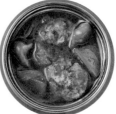

つなぎなしのハンバーグで低糖質

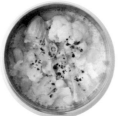

鮭とカリフラワーで食べ応え満点！

② 食物繊維たっぷりで満腹になる!

野菜がたくさん入って満足感大!

スープジャー弁当は、野菜をたっぷり使っているので、ビタミン、ミネラルのほか、食物繊維をしっかり摂取できます。食物繊維は腸内細菌のエサになり、血糖値を下げる役割も。また、満腹感を持続させる効果もあるので、ダイエットに効果的です。たんぱく質も一緒にとれるから、筋肉量の減少を防ぎ、理想的な体型に導きます。

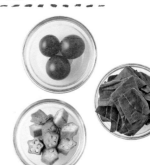

③ 体によい油を使い、塩分控えめ!

適量の油を使う減塩レシピがカギ

ダイエット中だからといって、糖質も脂質も減らしてしまうと、健康を損ねてしまう危険性も。どちらも適量を取り入れるのがベストです。また、むくみの原因にもなる塩分は控えめにしましょう。スープジャー弁当は、魚介類、豆類、アボカドなどの良質な油を含む食材を使い、減塩も意識しているので、健康的にやせられます。

④ 栄養満点でヘルシー!

優秀食材を使ってバランスよく健康に

野菜以外にも、卵、赤身肉、魚介類、豆類、大豆製品、アボカド、きのこ、海藻類など、満腹感を得ながら、良質のたんぱく質、食物繊維やビタミン、ミネラルを補うことができる優秀食材を使っています。毎日のスープジャー弁当で、健康＆ダイエットをサポート。

⑤ 毎日食べても飽きない!

味のバリエーションが豊富でラクラク続けられる

ダイエットでつまずきがちなのがメニューのマンネリ化。いつも同じ味だと、飽きてしまうので続かないことも。スープジャー弁当は、和風、洋風、アジアンと味のバリエーションが豊富!好みの味のスープをその日の気分で選べるから、おいしく続けられるのです。

だから簡単においしく作れる！

スープジャーの特徴 3

抜群の保温性が人気のスープジャー。調理をする前に、スープジャーの特徴を把握して上手に使いこなしましょう。注意事項、お手入れ方法もしっかりチェックして。

特徴 1 真空断熱構造で保温性が高い！

スープジャーの一番の特徴は「真空断熱構造」。本体の外側と内側の間に真空の層があるので、熱を放出させず、魔法びんと同じ高い保温効果を得られます。アツアツのスープを入れて6時間以内なら、56℃以上をキープできるのもうれしい特徴。朝作ってお昼に食べても、ホカホカの温かさでおいしいスープが味わえます。

特徴 2 ダイエット中にちょうどよいサイズ

本書で使用しているのは、容量300mlのタイプ。1人分の具だくさんスープを入れる容量としては十分に楽しめるサイズです。ダイエット中でも、満腹感を得ることができ、主食のごはんやパンを控えめにしても、大満足のランチになります。お米や雑穀米を加えておかゆやリゾットにしたり、低糖質めんを組み合わせたりするのもおすすめです。

特徴 3 ほったらかし調理が得意！

スープジャーの高い保温力を活かせば、時間のかかる煮込みスープも、ほったらかし調理でOK。朝に材料を切って鍋でさっと煮立て、そのままスープジャーに注いで蓋をするだけ。朝にセットしておけば、あとは、スープジャーにおまかせで、ランチタイムにはちょうどよく火が通って、おいしく仕上がっています。

注意！ 電子レンジ加熱したり生肉、生卵をそのまま入れたりするのはNG！

スープジャーで調理する際は、肉や魚、卵などの食材を、生のまま入れるのはNG！　材料が傷んでしまう可能性があるので、スープジャーに入れる前に必ず一度火を通しましょう。また、スープジャーの本体を電子レンジで加熱したり、火にかけるのはもってのほか。やけどや、本体の変形、変色の原因になります。

[一般的なスープジャーの構造]

※真空断熱スープジャー／JBR-300（サーモス）の場合

〈表〉 ...... 〈裏〉

ベンパッキン

外蓋の下につける突起のあるパッキン。密閉性を高め、漏れを防ぎます。

外蓋

一番外側の蓋。上蓋、下蓋に分かれているものも。あけやすいタイプを選んで。

〈表〉 ...... 〈裏〉

シールパッキン

内蓋の溝に取りつけるパッキン。密閉性を高め、漏れを防ぎます。

内蓋

内側にはめ込む蓋。外蓋に取りつけて、具材とスープを入れたら冷めないようにすばやく蓋をするのがコツ。

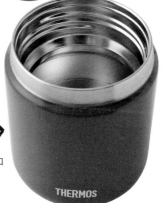

本体

本書のスープジャーは300mlを使用。口径が大きいほうが注ぎやすく使いやすい。

THERMOS

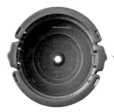

☑ memo
スープジャーを使うときに知っておきたいポイント

スープジャーの口径が小さいと、注ぐときにこぼす心配も。おたまなどを使い、先に具を入れてから、汁を注ぐようにしましょう。スープジャーは底が深いので、食べるときはすくいやすい専用のスプーンがおすすめ。また、本書のレシピの分量は、300mlのスープジャーを基準にしていますが、500mlなど大きいサイズの場合は、分量を増やしてください。スープジャーを予熱し、アツアツのスープを入れることも忘れずに。

☑ memo
洗うときはどんなことに気をつけたらいい？

密閉するためのベンパッキン、シールパッキンは必ず外して、バラバラにしてぬるま湯で洗うのがコツ。つけおきして、汚れを浮かせてから洗うとラク。本体以外は食洗機で洗えるものもあります。

スープジャー弁当の基本の作り方

1 材料を切る

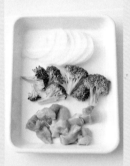

材料は火が通りやすいようなるべく小さめに、薄めに切るのがポイント。野菜→肉、魚の順番で切るとまな板を洗う回数が少なくて◎。

2 鍋に材料を入れて火にかける

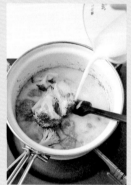

鍋にだし汁やスープ、調味料を合わせて中火にかけます。沸騰したら、具材を入れましょう。アクが出てきたらすくうこと。

材料カットの時短テク

にんじんの先はピーラーでスライス

切りにくいにんじんの先は、ピーラーを使うと、ラクに薄くスライスできます。

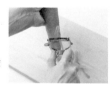

肉や魚はキッチンばさみがあると便利

キッチンばさみで切るとまな板も汚れず手軽。切りながら直接鍋に入れても。

豆腐は鍋の中で切り分ける

豆腐は使う分だけ鍋に入れて火にかけ、スープジャーに移すときにヘラで切り分けて。

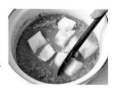

煮る前に炒める場合も

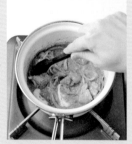

レシピによっては先に具材を油で炒めて香りと旨みを出してから、スープを加えて煮る場合もあります。

スープジャー本体の特徴や構造、使い方を理解したら、保温調理の流れを押さえておきましょう。調理をする前に、スープジャーには必ずお湯を入れて予熱を。牛乳や豆乳、米などを鍋で沸騰させるときは、火加減を調整しながら、吹きこぼれに注意。また、スープは必ずアツアツの状態でスープジャーに入れるのがコツです（特に根菜、肉、穀物）。そのほか、朝の調理がラクになる、材料カットの時短テクも紹介します。

❸ 蓋をして煮る ➡ ❹ スープジャーに入れて保温する

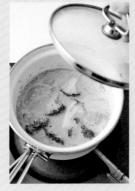

沸騰後
1〜3分！

沸騰したあと、蓋をして1〜3分煮ます。火が通りやすい食材の場合は蓋をせずにそのまま加熱してOKです。

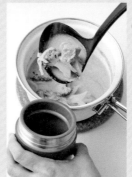

保温は基本
30分以上！

スープジャーの取扱説明書に従って、容量の位置までスープを入れます。すぐに蓋をするのが保温のコツ。

だし汁のとり方　保存OK（冷蔵4日）

和のスープ（P13〜35）で使うだし汁のとり方をご紹介します。時間がなければ、顆粒の和風だしの素を使ってもOKです。

1
水600mlと昆布10cm角2枚を入れて火にかけ、沸騰直前に取り出す。

2
かつお節10gを入れて火を止めて2分ほどおく。

3
ザルにペーパータオルを敷いてだしをこす。

※水400mlの場合は、昆布は1枚、かつお節は8gにしてください。

☑ memo
さっと鍋で煮るだけでOK！保温時間は基本的に30分以上を守って

具材とスープを煮立て、沸騰したら1〜3分ほど煮てからスープジャーに入れ、すぐに蓋をして保温をします。肉や魚は必ず、火が通ってからスープジャーに入れましょう。この本では薄く切る、蓋をして加熱するなど、1〜3分で火が通る工夫をしています。野菜などは半生でも、30分以上保温すると、ほどよく火が通ります。

この本の使い方

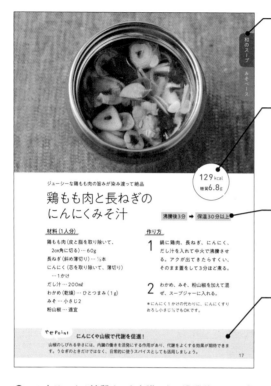

**味別インデックスで
作りたいレシピを探しやすい**

その日の気分に合わせて、食べた
い味のレシピがすぐに見つかるイ
ンデックスつき。

糖質量とカロリーを表示

1人分のカロリー＆糖質量で上
手に栄養管理。1食あたり約350
kcal以下、糖質約20g以下のレ
シピです。

加熱時間がすぐわかる！

鍋に材料を入れて、沸騰させたあ
との加熱時間と、スープジャーに
入れてからの保温時間の目安がす
ぐわかるから便利！

**ダイエットに役立つ
ポイントを解説**

ダイエットに効果的な食材の栄養
を中心に、ゆる糖質オフのポイン
トも解説。

●この本は、ゆる糖質オフを意識した、沸騰後1〜3分煮るだけでできるスープジャー弁当のレシピ本です。

●材料は基本的にすべて1人分です。
　ただし、P122〜123のごはんレシピは作りやすい分量で紹介しているものもあります。

●計量単位は大さじ1＝15㎖、小さじ1＝5㎖です。

●「少々」は小さじ1/6未満を、「適量」はちょうどよい量、
　「適宜」は好みで必要であれば入れることを示します。

●「沸騰後○分」は、沸騰してからの加熱時間の目安を示しています。「保温○分以上」は、
　スープジャーに注いでから食べごろになるまでの時間の目安です。また、加熱時間に幅が
　ある場合は、最大時間を記載しています。「加熱○分」は炒める・焼く時間の目安です。

●スープジャーは、すべて300㎖サイズを目安の量としています。

●スープジャーは製品によって扱い方が異なります。付属の取扱説明書に従って使用してください。

●料理写真は、中身が見やすいように材料の分量よりもスープを多めに盛りつけています。
　実際に作るときは、スープジャーの説明書に従ってスープを入れすぎないように注意してください。

●おいしく食べられる時間は、作ってから3〜5時間以内が目安です。

やせる！
和のスープジャー弁当

スープジャーの蓋をあけた瞬間、なぜかホッとしてしまう、だしの香りが魅力の和のスープ弁当。みそベース、しょうゆベース、塩ベースと、どれも味わい深いスープばかり。豆乳やしょうが、豆板醤などをプラスするとさらに風味がアップします。

みそベース	しょうゆベース	塩ベース
P14-23	P24-31	P32-35

トマトとブロッコリー、鶏むね肉の豆乳みそ汁

ホッと一息つける、豆乳でコクをプラスした洋風みそ汁。
小さめの玄米おにぎりを添えて満足度アップ

132 kcal
糖質7.7 g

材料（1人分）

鶏むね肉（一口サイズのそぎ切り）
　… 1/8枚（40g）
トマト（ざく切り）… 1/2個
ブロッコリー（小房に分ける）… 2房
だし汁 … 150㎖
豆乳 … 50㎖
A｜みそ … 大さじ1/2
　｜しょうゆ … 小さじ1/4
七味唐辛子 … 少々

作り方

1 鍋にだし汁、鶏肉を入れて中火で沸騰させ、2分煮る。

2 トマト、ブロッコリー、豆乳を加えて再沸騰させ、吹きこぼれに気をつけながら1分煮る。**A**を加えて混ぜてスープジャーに入れ、七味唐辛子をふる。

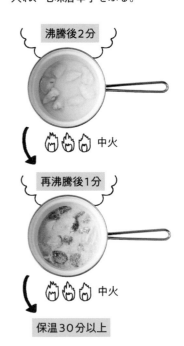

沸騰後2分

中火

再沸騰後1分

中火

保温30分以上

やせPoint

低糖質・高たんぱくの鶏むね肉と野菜・豆乳できれいにやせる！

太りにくい体づくりにはたんぱく質の補給が必須。鶏肉は低糖質・高たんぱくで、ダイエットに適した食材。トマトやブロッコリーも低糖質なうえ、抗酸化作用の高いビタミンもたっぷりで美容にも健康にも役立ちます。みそと豆乳がクリーミーで深みのある味わいなので、満足感も十分。

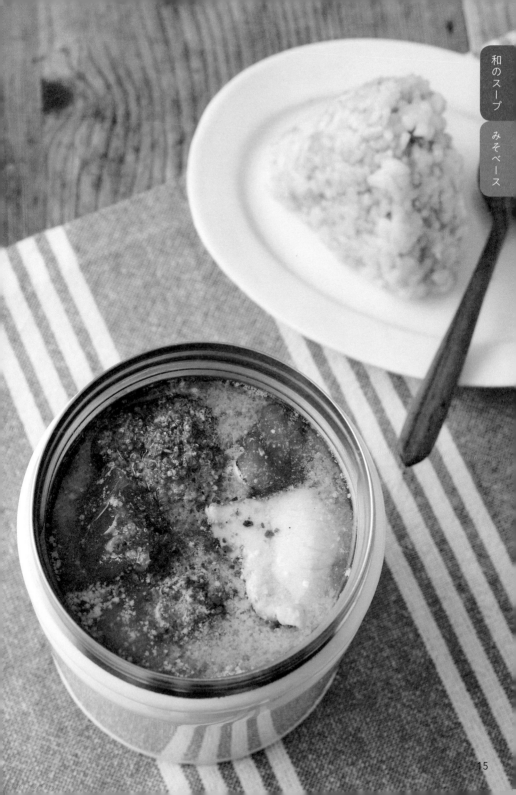

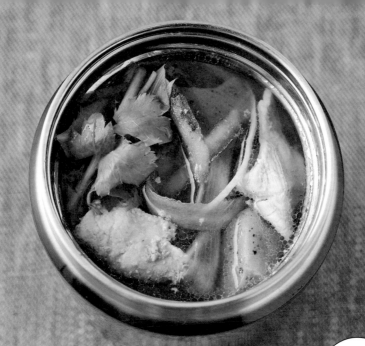

135 kcal
糖質 5.9 g

ピーラーでスライスすれば、火の通りにムラがなく時短に！

豚肉とピーラー根菜の しょうがみそ汁

沸騰後3分 ➡ 保温30分以上

材料（1人分）

豚こま切れ肉 … 40g
ごぼう（ピーラーで薄くむく）… 6cm
にんじん（ピーラーで薄くむく）… 20g
こんにゃく（スプーンで小さくちぎる）
　… 30g
だし汁 … 200mℓ
みそ … 小さじ2
しょうが（すりおろし）… 小さじ¼
三つ葉（2cm長さに切る）… 2～3本

作り方

1 鍋に豚肉、ごぼう、にんじん、こんにゃく、だし汁を入れて中火で沸騰させる。アクが出てきたらすくい、そのまま蓋をして3分ほど煮る。

2 みそ、しょうがを加えて混ぜ、スープジャーに入れ、三つ葉も加える。

＊みそは完全に溶かさなくても、保温している間に自然に溶けます。

やせPoint　豚肉を加えて満足度をアップ！

ダイエット時に食後の物足りなさは禁物。低糖質の豚肉と複数の野菜を加えるとスープにコクが出るので、満足感もアップ。糖質控えめの野菜を増量したいときは、白菜、小松菜などをプラスしましょう。

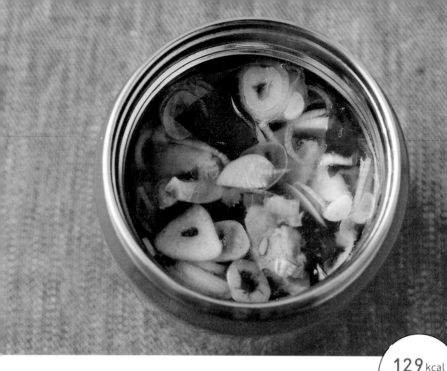

129kcal
糖質**6.8**g

ジューシーな鶏もも肉の旨みが染み渡って絶品

鶏もも肉と長ねぎの
にんにくみそ汁

沸騰後3分 ➡ 保温30分以上

材料（1人分）

鶏もも肉（皮と脂を取り除いて、
　　2cm角に切る）… 60g

長ねぎ（斜め薄切り）… ½本

にんにく（芯を取り除いて、薄切り）
　　…1かけ

だし汁 … 200ml

わかめ（乾燥）… ひとつまみ（1g）

みそ … 小さじ2

粉山椒 … 適宜

作り方

1 鍋に鶏肉、長ねぎ、にんにく、だし汁を入れて中火で沸騰させる。アクが出てきたらすくい、そのまま蓋をして3分ほど煮る。

2 わかめ、みそ、粉山椒を加えて混ぜ、スープジャーに入れる。

＊にんにく1かけの代わりに、にんにくすりおろし小さじ⅓でもOKです。

やせPoint **にんにくや山椒で代謝を促進！**

山椒のしびれる辛さには、内臓の働きを活発にする作用があり、代謝をよくする効果が期待できます。うなぎのときだけではなく、日常的に使うスパイスとしても活用しましょう。

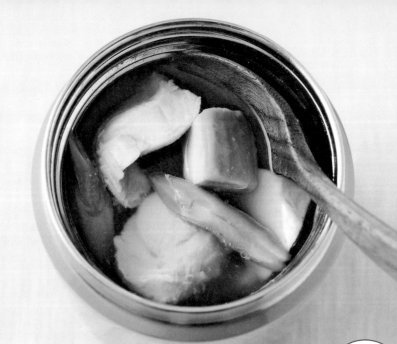

コクのあるアボカドを最後に加えて

鶏ささみとアボカドの みそ汁

| 沸騰後3分 | ➡ | 再沸騰 | ➡ | 保温30分以上 |

材料（1人分）

鶏ささみ（筋を取り除いて、一口
　　サイズのそぎ切り）… 1本
さやいんげん（3cm長さの斜め切り）
　　… 2本（15g）
アボカド（1.5〜2cm角に切る）
　　… ¼個
だし汁 … 200㎖
みそ … 小さじ2

作り方

1 鍋にささみ、さやいんげん、だし
汁を入れて中火で沸騰させる。ア
クが出てきたらすくい、そのまま
蓋をして3分ほど煮る。アボカド
を加え、再沸騰させる。

2 みそを加えて混ぜ、スープジャー
に入れる。

＊みょうがの小口切りを加えてもおいしいです。

やせPoint　ヘルシーなささみはダイエットに欠かせない

低カロリー・高たんぱくのささみは、ダイエットに欠かせない食材。アボカドは、カロリーは高め
ですが、低糖質でビタミンEも豊富なので、美肌効果も期待できます。

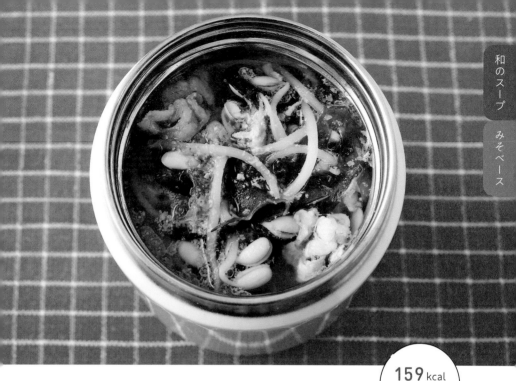

159 kcal
糖質 2.9 g

海藻ミックスは常備しておくと便利

豚肉と海藻ミックスの ごまみそ汁

沸騰後2分 ➡ 保温30分以上

材料（1人分）

豚薄切りロース肉（4cm長さに切る）
　… 40g
大豆もやし … 40g
海藻ミックス（乾燥）… 2g
だし汁 … 200ml
A｜みそ … 小さじ2
　｜白すりごま … 小さじ½

作り方

1 鍋に豚肉、大豆もやし、だし汁を入れて中火で沸騰させる。アクが出てきたらすくい、そのまま蓋をして1〜2分、豚肉の色が変わるまで煮る。

2 海藻ミックス、Aを加えて混ぜ、スープジャーに入れる。

やせPoint **海藻は食物繊維豊富で、風味も抜群**

海藻には食物繊維やミネラルが豊富で美容にもうれしい効果がいっぱい。スープにそのまま加えれば戻す時間も不要なので、乾燥のまま、さまざまなスープにプラスして。

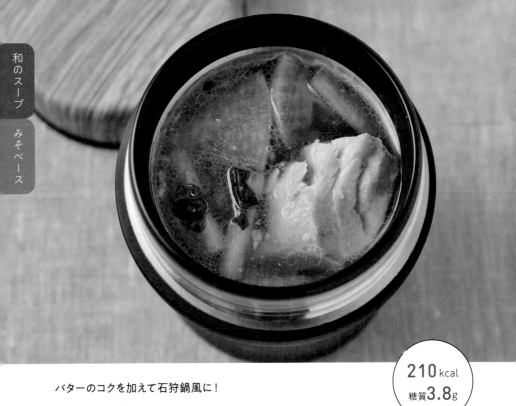

210kcal
糖質**3.8**g

バターのコクを加えて石狩鍋風に！

鮭と大根の
バターみそ汁

沸騰後3分 ➡ 再沸騰 ➡ 保温30分以上

材料（1人分）

生鮭（骨を取り除く）… 1切れ
大根（5mm厚さのいちょう切り）… 1cm
小松菜（3cm長さに切る）… ½株
だし汁 … 200㎖
A　みそ … 小さじ2
　　しょうが（すりおろし）
　　　… 小さじ½
　　バター … 2g（約1cm角）

作り方

1 鍋に鮭、大根、だし汁を入れて中火で沸騰させる。アクが出てきたらすくい、そのまま蓋をして3分ほど煮る。鮭の皮を箸で取り、身は食べやすい大きさにほぐす。

2 小松菜を加えて再沸騰したら火を止め、**A**を加えて混ぜ、スープジャーに入れる。

やせPoint　**鮭は糖質オフに外せない食材！**

鮭は低糖質・高たんぱくなうえ、血中コレステロールや中性脂肪を減らすDHAやEPA、抗酸化作用の高いアスタキサンチンを含むので、ダイエット中は積極的に取り入れましょう。

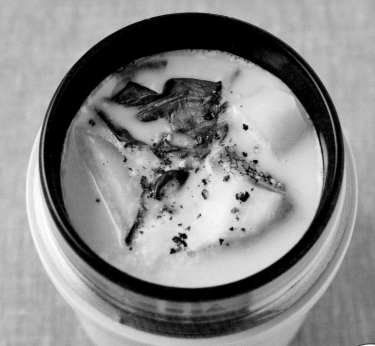

199 kcal
糖質 10.5 g

淡泊なたらに豆乳とみそのコクがよく合う

たらとじゃがいもの豆乳みそスープ

沸騰後すぐ ➡ 再沸騰後2分 ➡ 保温60分以上

材料（1人分）

じゃがいも（8mm厚さの半月切り）
　…30g
だし汁 … 100㎖強
生たら（骨を取り除く）… 1切れ
ほうれん草（3cm長さに切る）
　… 1株
豆乳 … 100㎖
みそ … 小さじ2
ブラックペッパー … 適量

作り方

1 鍋にじゃがいも、だし汁を入れて中火で沸騰させる。たらを加えて再沸騰させ、アクが出てきたらすくい、そのまま蓋をして2分ほど煮る。

2 豆乳、ほうれん草を加えて再沸騰したら、みそを加えて混ぜる。スープジャーに入れ、ブラックペッパーをふる。

やせPoint **淡泊なたらと、たんぱく質が豊富な豆乳を合わせて**

低脂肪・低糖質なたらは味にクセがなく、スープや鍋に使いやすい食材です。ベースに植物性たんぱく質が豊富な豆乳を。塩だらを使うときは、みそは控えめに調味しましょう。

21

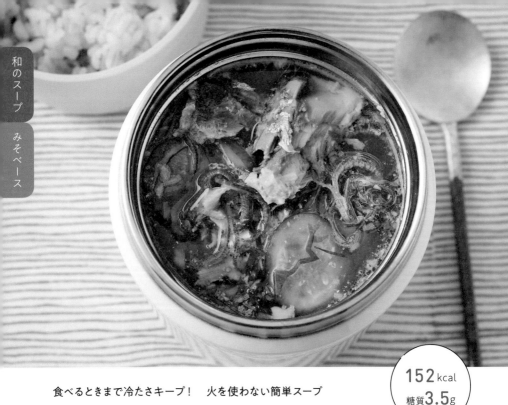

152 kcal
糖質 3.5 g

食べるときまで冷たさキープ！　火を使わない簡単スープ

さば水煮缶と
薬味野菜の冷や汁

材料（1人分）

さば水煮缶（軽く汁けをきる）… 50g
きゅうり（薄い輪切りにし、塩少々を
　まぶして5分ほどおき、ペーパータオ
　ルに包んで水けをしぼる）… ½本
みょうが（小口切り）… ½個
青じそ（せん切り）… 2枚
A｜みそ … 小さじ1½〜2
　｜白すりごま … 大さじ½
　｜だし汁（冷たいもの）… 200mℓ弱

作り方

1 スープジャーにAを順に入れて、
その都度混ぜ、だし汁でみそを溶
きのばす。

2 さば水煮缶を加えて軽くほぐし、
きゅうり、みょうが、青じそを加
えて混ぜる。

＊食べるときに少量の麦ごはん、雑穀ごはんな
どを加えるとおいしい。トマトのざく切りを加
えればさらにさっぱり＆ボリューミーに！

やせPoint　さば缶を使って簡単＆栄養たっぷり

さばやいわしなどの青魚にはDHA・EPAが多く、骨ごと食べられる缶詰はカルシウムも豊富です。
だし汁を作りおきしておけば、火を使わずに作れるのも◎。

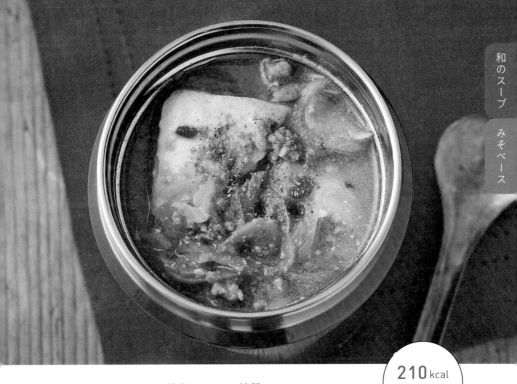

210 kcal
糖質**8.4**g

市販の素を使わなくても簡単＆おいしく糖質オフ！

和風マーボーみそ汁

沸騰後1分 ➡ 保温30分以上

材料（1人分）

豚ひき肉 … 40g
木綿豆腐 … 70g
長ねぎ（斜め薄切り）… ½本
ごま油 … 小さじ⅓
A｜みそ … 小さじ2
　｜豆板醤 … 小さじ½
　｜砂糖 … ひとつまみ
　｜しょうが（すりおろし）… 小さじ½
　｜顆粒鶏がらスープの素 … 小さじ½
　｜水 … 150㎖
　｜片栗粉（少量の水で溶く）… 小さじ½

作り方

1 鍋にごま油、長ねぎ、ひき肉を入れて中火でさっと炒める。

2 Aを加えて沸騰させ、豆腐を加えて1分ほど煮る。ヘラなどで豆腐を6等分に切り、スープジャーに入れる。

＊ピーマンを縦半分、1cm幅に切り、①でいっしょに炒めてもOK。お好みで粉山椒をふってもおいしい。

やせPoint 　**木綿豆腐はダイエットの味方**

木綿豆腐は絹ごしよりもたんぱく質、カルシウムの量が多く、食べ応えもあるので、ダイエット中の空腹を満たす強い味方に。とろみづけの片栗粉は少なめにして糖質オフ。

豚肉と玉ねぎの
しょうがレモンスープ

しょうがとレモンですっきり爽やかな風味のスープ。
ブランパンなど、糖質の低いパンと合わせて

113 kcal
糖質4.7g

材料（1人分）

豚薄切り肉（1cm幅に切る）… 40g
玉ねぎ（薄切り）… 1/8個
キャベツ（細切り）… 1枚
A　水 … 200ml
　　昆布（5cm四方／細切り）… 1枚
　　しょうゆ … 小さじ1
　　しょうが（すりおろし）… 小さじ1/2
レモンの輪切り（半月切り）… 1枚

作り方

1 鍋に豚肉、玉ねぎ、キャベツ、Aを入れて中火で沸騰させる。蓋をして1〜2分、豚肉の色が変わるまで煮る。

2 スープジャーに入れ、レモンをのせる。

＊溶き卵を加えてボリュームアップしても◎。しょうゆとしょうがは火を止める直前に加えると風味よく仕上がります。

やせPoint

**豚肉で疲労回復、
しょうがで体ポカポカ**

脂が気になる方もいるかもしれませんが、実は豚肉はダイエットに適した食材。糖質はほぼゼロのうえ、疲労回復を促すビタミンB1、貧血を予防するビタミンB12が含まれ、ダイエット中の不調改善もサポートします。旨みとコクが出るので満足度もアップ。しょうがは体を温めながら代謝を上げるので、脂肪燃焼効果も期待できます。

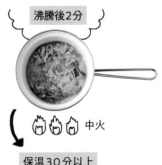

沸騰後2分

中火

保温30分以上

24

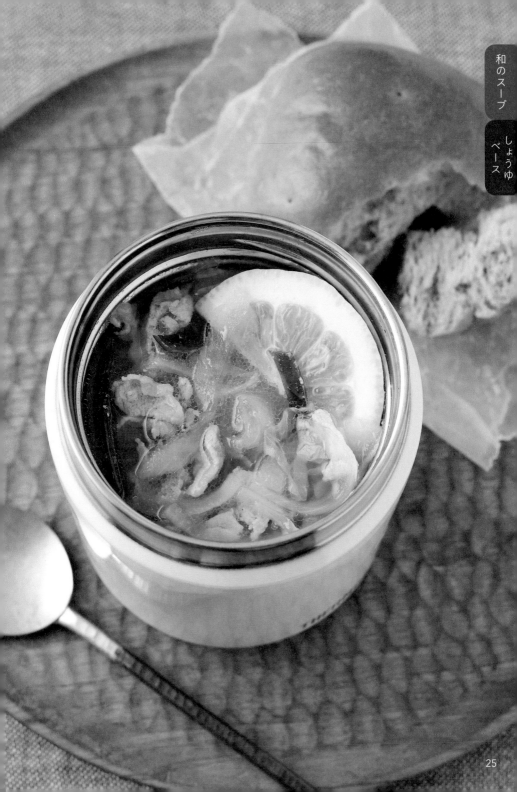

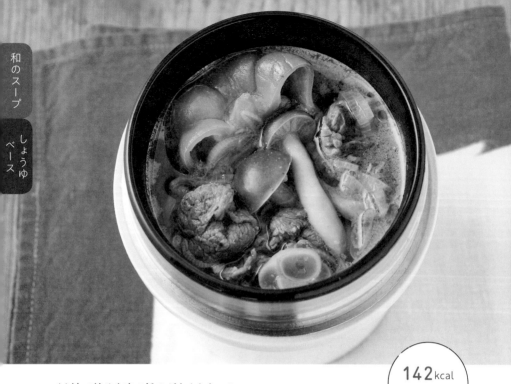

142 kcal
糖質 3.8 g

ごま油で炒めた肉の旨みがたまらない！

丸ごとピーマンと牛肉の からし風味スープ

沸騰後2分 ➡ 保温30分以上

材料（1人分）

牛こま切れ肉（または合いびき肉）… 40g

ピーマン（縦半分に切り、
　ヘタとガクを取り除く）… 1個

しめじ（石づきを切り落とし、ほぐす）
　… 30g

長ねぎ（小口切り）… 5cm

だし汁 … 200㎖

ごま油 … 小さじ¼

A ┃ しょうゆ … 小さじ1
　┃ 練りがらし … 適量（小さじ¼）

作り方

1 鍋にごま油、牛肉、ピーマン、しめじ、長ねぎを入れて中火でさっと炒める。だし汁を加えて沸騰させ、アクが出てきたらすくい、蓋をして1～2分、牛肉の色が変わるまで煮る。

2 火を止める直前にAを加えて混ぜ、スープジャーに入れる。

＊練りがらしの代わりに白すりごま小さじ1を入れても◎。

やせPoint **ピーマンが丸ごと入って、食べ応えバッチリ**

ピーマンは低糖質なうえ、加熱に強いビタミンCが豊富に含まれているので、スープに最適な食材。脂が多めの牛こま切れ肉は、からしをプラスすることで、あっさりと食べやすくなります。

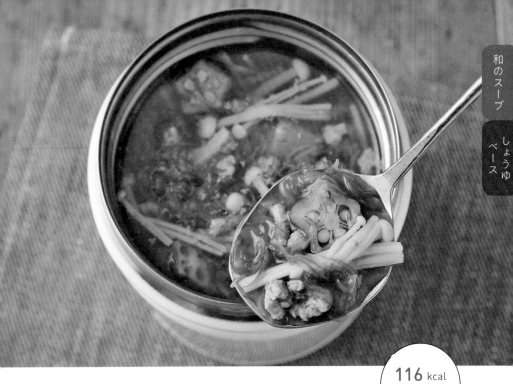

116 kcal
糖質**2.2**g

食物繊維たっぷりの食材を使った健康スープ

めかぶとオクラの トロトロスープ

沸騰後2分 ➡ 保温15分以上

材料（1人分）

豚ひき肉（または鶏ひき肉）… 40g

オクラ（8mm幅の輪切り）… 2〜3本

めかぶ … 小1パック（35g）

えのきたけ（石づきを切り落とし、3cm
　長さに切る）… ¼パック（20g）

だし汁 … 200㎖

しょうゆ … 小さじ1

作り方

1 鍋にひき肉、えのきたけ、だし汁
を入れて中火で沸騰させる。アク
が出てきたらすくい、オクラ、め
かぶを加えて、蓋をして2分ほど
煮る。

2 火を止める直前にしょうゆを加え
て混ぜ、スープジャーに入れる。

やせPoint **オクラとめかぶのネバネバ食材を使って**

オクラやめかぶのネバネバする成分には、糖や脂質の吸収を抑える働きがあります。糖質も低いの
で、積極的に取り入れたい食材です。

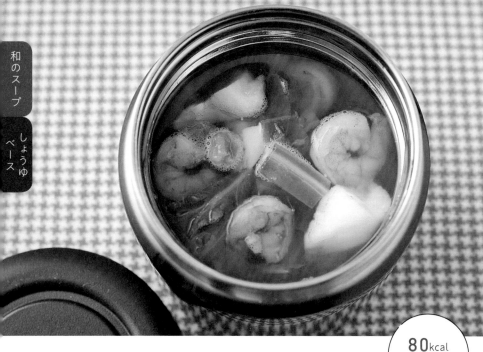

80kcal
糖質7.3g

ほんのり香るわさびがクセになる！

えびと長いもの
わさび風味スープ

沸騰後2分 ➡ 保温30分以上

材料（1人分）

むきえび … 40g

長いも（皮をむいて、厚手の
　　ビニール袋などに入れて
　　軽くたたく）… 2cm（40g）

白菜（4cm長さ、8mm幅に切る）
　　… ¼枚

だし汁 … 200mℓ

しょうゆ … 小さじ1

練りわさび … 少々（小さじ¼）

作り方

1 鍋にえび、白菜、だし汁を入れて中火で沸騰させる。アクが出てきたらすくい、そのまま蓋をして1～2分、えびの色が変わるまで煮る。

2 火を止める直前に長いも、しょうゆを加えて混ぜ、スープジャーに入れて、わさびをのせる。

＊焼きのりをラップに包んで持っていき、食べるときに散らすのもおすすめ。生の長いもの代わりに冷凍山いも小1パック（30g）を使ってもOK。

やせPoint　**いも類というだけで、敬遠するのはもったいない！**

長いもはいも類なので、糖質量はやや高めですが、脂肪燃焼を促すアルギニンや、食物繊維など、栄養素が詰まっています。腹持ちのよさもあるので、上手に取り入れましょう。

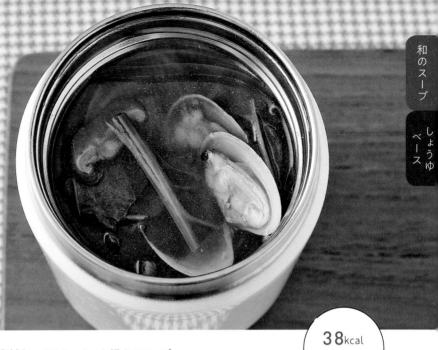

しょうゆベース

旨み食材たっぷり！　ホッと温まるスープ

38kcal
糖質**3.0**g

あさりとほうれん草の昆布スープ

沸騰後3分 ➡ 再沸騰 ➡ 保温30分以上

材料（1人分）

あさり … 50g（砂抜きをし、
　こすり合わせて洗う）

干ししいたけ（スライス）… 4〜6枚

昆布（5cm四方／細切り）… 1枚

水 … 200㎖

ほうれん草（4cm長さに切る）… 1株

A ┃ しょうゆ … 小さじ²⁄₃
　 ┃ しょうが（すりおろし）… 小さじ½
　 ┃ ごま油 … 小さじ¼

＊干ししいたけは、水で戻さなくてもスープジャーの中で時間が経つと戻ります。
しょうがはすりおろしの代わりにせん切りでもOK。あさりは缶詰を使う場合、身
大さじ1＋缶汁大さじ1½に。

作り方

1 鍋にあさり、干ししいたけ、昆布、水を入れて中火で沸騰させる。アクが出てきたらすくい、そのまま蓋をして2〜3分、あさりがしっかり開くまで煮る。

2 ほうれん草を加えて再沸騰させ、**A**を加えて混ぜ、スープジャーに入れる。

やせPoint　旨みを出すだけじゃない！　あさりの効果

あさりは、高たんぱく・低脂質なうえ、鉄を含むので、貧血予防に効果的で、ダイエットをサポートしてくれます。スープにすると旨みがしっかりと出て、殻つきならさらに見た目のボリュームもアップ。

29

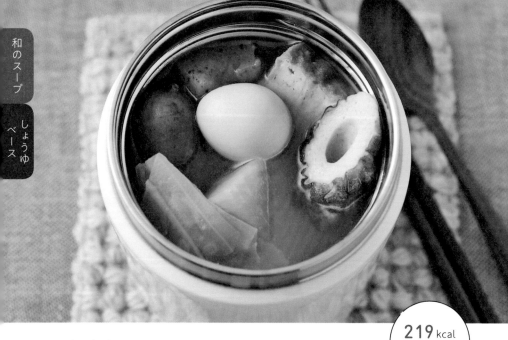

低糖質食材を選べば具だくさんでも安心！

厚揚げとちくわの おでん風スープ

沸騰後3分 ➡ 保温30分以上

材料（1人分）

厚揚げ（1cm厚さ、4cm四方に切る）… 50g

ちくわ（斜め半分に切る）… ¼本

こんにゃく（スプーンでちぎる）… 40g

うずら卵水煮 … 2個

ウィンナー … 1本

大根（いちょう切り）… 1cm

キャベツ（ざく切り）… 1枚

A｜だし汁 … 250ml
　｜塩 … 小さじ¼
　｜しょうゆ … 小さじ½

作り方

1 鍋にA、厚揚げ、ちくわ、こんにゃく、大根、キャベツ、ウィンナーを入れて中火で沸騰させ、蓋をして3分ほど煮る。

2 うずらの卵を加え、スープジャーに入れる。

＊だし汁の代わりに、市販の白だし大さじ2＋水250mlを沸騰させて使ってもOK。お好みで練りがらし適量を添えても。

やせPoint ゴロゴロ具材で食べ応え満点！

厚揚げやちくわ、こんにゃく、卵など、おでんの定番食材も実は低糖質。食べ応えのあるものを選んでスープジャーに詰め込めば、カロリー控えめなのにしっかりと満腹感を得られます。

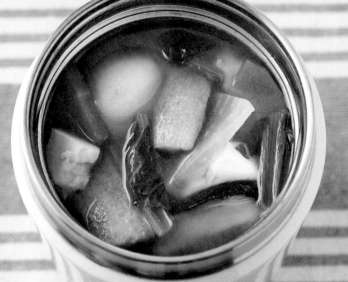

109 kcal
糖質 7.4 g

しょうゆ味のスープに具材の旨みがなじんで美味

具だくさんけんちん汁

材料 (1人分)

大根 (4mm厚さのいちょう切り) … 1cm

にんじん (4mm厚さのいちょう切り) … 15g

しいたけ (石づきを切り落とし、
　5mm厚さに切る) … 1枚

小松菜 (3cm長さに切る) … ½株

木綿豆腐 (崩す) … 50g

油揚げ (半分に切り、5mm幅に切る) … 2cm

冷凍里いも … 小1個

ごま油 … 小さじ⅓

A だし汁 … 200㎖
　　みりん … 小さじ½
　　しょうゆ … 小さじ1

沸騰後2分 ➡ 保温30分以上

作り方

1 鍋にごま油、大根、にんじん、しいたけ、油揚げを入れて中火で炒める。

2 A、里いも、豆腐を加えて中火で沸騰させ、蓋をして1〜2分煮る。小松菜を加えたら火を止め、スープジャーに入れる。

＊具は長ねぎを加えてもおいしい。

やせPoint 油揚げと根菜でコクと噛み応えのあるスープに！

油揚げは、脂質は多いですが低糖質。根菜と組み合わせれば、スープに旨みとコクがプラスされ、噛み応えもあるので満足度が高まります。食物繊維もたっぷり補給できます。

牛肉とかぶの
ゆずこしょうスープ

牛肉の旨みにゆずこしょうの香りが爽やかにマッチ。
血糖値の上昇を緩やかにしてくれる雑穀米といっしょに

118 kcal
糖質**2.1** g

材料（1人分）

牛薄切り肉（または牛こま切れ肉／
　4cm長さに切り、塩少々をまぶす）
　… 40g
かぶ（根の部分は皮をむいて8等分に
　切り、葉1〜2本は2cm長さに切る）
　… ½個
だし汁 … 200㎖
ゆずこしょう … 小さじ¼
塩 … 少々

作り方

1 鍋にかぶの根の部分、牛肉、だし汁
を入れて中火で沸騰させる。アクが
出てきたらすくい、蓋をして2分ほ
ど、牛肉の色が変わるまで煮る。

2 かぶの葉、ゆずこしょうを加え、塩
で調味して再沸騰させ、スープジャ
ーに入れる。

沸騰後2分

中火

再沸騰

中火

保温30分以上

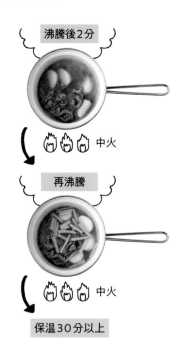

やせPoint

**牛肉の旨みと
かぶのビタミンCたっぷり**

牛肉は旨みたっぷりで低糖質。糖質量は部
位によって大きな差異はないので安心です。
かぶも低カロリー・低糖質なうえ、ビタミ
ンC、食物繊維が豊富に含まれているので
ダイエット向きの食材です。

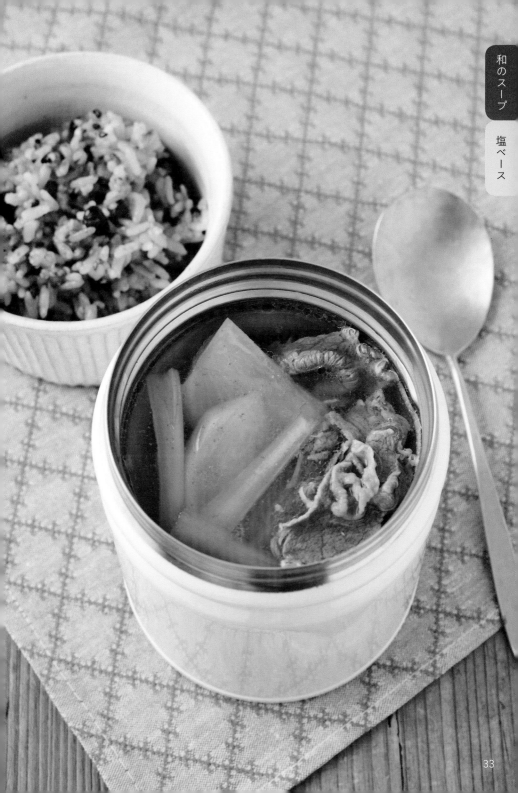

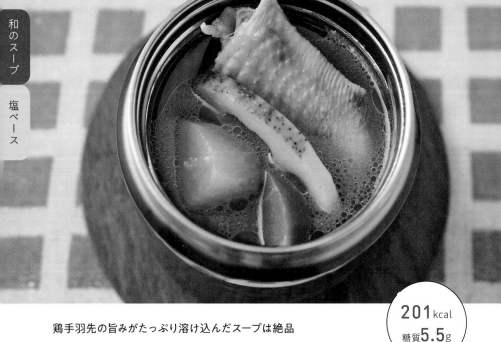

鶏手羽先の旨みがたっぷり溶け込んだスープは絶品

和風ポトフ

201kcal
糖質**5.5**g

沸騰後5分 ➡ 保温30分以上

材料（1人分）

鶏手羽先 … 2本
にんじん（8mm厚さのいちょう切り）… ⅙本
大根（1cm厚さのいちょう切り）… 1cm
れんこん（5mm厚さの半月切り、
　　またはいちょう切り）… 1cm（20g）
ごま油 … 小さじ⅓
A｜だし汁 … 300㎖
　　（スープジャーへは適量を入れる）
　｜塩 … 少々

＊骨つきの肉はほかのスープに比べて火が通りづらいので、しっかり煮立てましょう。

作り方

1 鶏手羽先は先端の部分を切り落とし、骨の周りに包丁を入れ、塩小さじ¼、こしょう少々（ともに分量外）で下味をつける。

2 鍋にごま油を入れて中火で熱し、①、にんじん、大根、れんこんを入れる。鶏手羽先の皮目に焼き色がつくまで押しつけるようにして焼く。

3 Aを加えて中火で沸騰させ、蓋をして3〜5分煮たら、具、汁の順にスープジャーに入れる。

やせPoint **骨つき肉ならではの旨みとコラーゲンたっぷり**

鶏手羽先は旨みとコラーゲンがたっぷりで低糖質。骨つき肉は、食べたときの満足感もバッチリで、美肌効果も期待できます。噛み応えのある根菜類もたっぷり加えて。

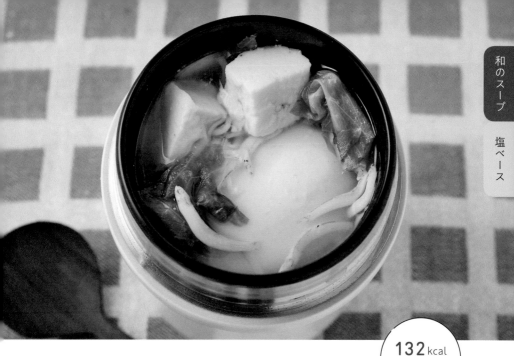

132 kcal
糖質 2.3g

卵を割り入れてボリュームアップ

豆腐としらすの
あっさりスープ

沸騰後3分 ➡ 再沸騰 ➡ 保温30分以上

材料（1人分）

絹ごし豆腐（1.5cm角に切る。または
　　スープの中で粗く崩す）… 70g
しらす干し … 10g（大さじ1強）
レタス（ちぎる）… 1枚（20g）
卵 … 1個
A｜だし汁 … 200㎖
　｜塩 … 小さじ⅕

作り方

1 鍋にAを入れて中火で沸騰させ
る。卵を割り入れて、吹きこぼ
れに気をつけながら、蓋をして
2 ～ 3分煮る。

2 豆腐を加えて再沸騰させ、しら
す、レタスを加えて火を止め、
スープジャーに入れる。

＊具は長ねぎ、三つ葉などを加えるのもおす
すめ。

やせPoint　たんぱく質を補えて、美肌効果が期待できる豆腐！

ツルリと食べやすい絹ごし豆腐は、大豆イソフラボンが豊富で、偏った栄養で荒れた肌をととのえ
てくれる効果が期待できます。卵も入れて、たんぱく質をしっかり摂取しましょう。

35

お湯を注ぐだけの即席スープ

とろろ昆布と削り節のだしに、梅の酸味が広がる

かにかまと梅の とろろ昆布スープ

37kcal
糖質3.9g

材料（1人分）

かに風味かまぼこ（ほぐす）… 2本
サラダ菜（ちぎる）… 2枚
貝割れ菜（根を切り落とし半分に切る）… ¼パック
熱湯 … 200ml

A 梅干し … 1個
　 とろろ昆布 … 適量
　 削り節 … ひとつまみ（0.5g）
　 しょうゆ … 小さじ⅓

やせPoint

**ダイエット中は
塩分量も意識してみて**

梅干しの塩けや削り節の旨み
を生かし、塩分量を控えめに。
味が薄すぎると感じたときは、
しょうゆを加えて味をととのえ
ましょう。

A

| かに風味 かまぼこ | サラダ菜 | 貝割れ菜 | 梅干し | とろろ昆布 | 削り節 | しょうゆ |

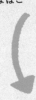

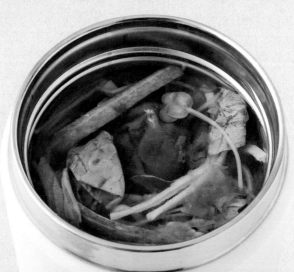

**作り方はすべて予熱したスープジャーに材料を入れて
熱湯を注ぐだけの簡単即席スープです。**

市販の焼き豚を使えば、パパッと作れる

焼き豚とほうれん草の
中華スープ

108kcal
糖質4.2g

材料（1人分）

焼き豚（薄切り／1cm幅に切る）… 2枚

大豆水煮 … 10g

ほうれん草（3cm長さに切る／またはピーマン、
　パプリカのせん切り）… 1株

ミニトマト（ヘタを取る）… 2〜3個

熱湯 … 200ml

A　顆粒鶏がらスープの素 … 小さじ1
　　白すりごま … 小さじ1
　　ごま油 … 小さじ½
　　ラー油 … 少々

やせPoint

**不足しやすい
たんぱく質を大豆から摂取**

大豆に豊富に含まれているたん
ぱく質は、不足すると髪のパサ
つきや、肌荒れの原因にも。ダ
イエット中に不足しやすいので、
意識して摂取しましょう。

A

焼き豚　　大豆水煮　　ほうれん草　　ミニトマト　　顆粒鶏がら　白すりごま　　ごま油　　ラー油
　　　　　　　　　　　　　　　　　　　　　　　　スープの素

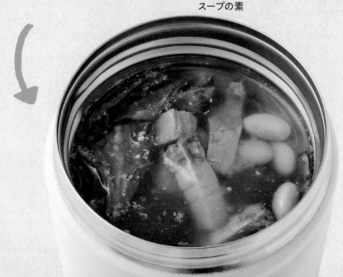

赤じそふりかけを使ってスープにしっかり風味づけ！

ツナとセロリの
赤じそ風味スープ

63kcal
糖質1.6g

材料（1人分）

ツナ缶（オイル漬け／汁けをきる）… 20g
セロリ（縦半分に切り、斜め薄切り）… 1/3本
青じそ（ちぎる）… 2枚
熱湯 … 200ml
A　赤じそふりかけ … 小さじ1/4（0.5g）
　　塩昆布 … ひとつまみ（3g）

やせPoint

塩昆布で味つけ簡単。
忙しい朝に助かるアイテム

和えるだけで一品完成する塩昆布は、お弁当の有能食材。少量なら問題ないですが、塩分が強いので、海藻だからといって食べ過ぎには要注意。

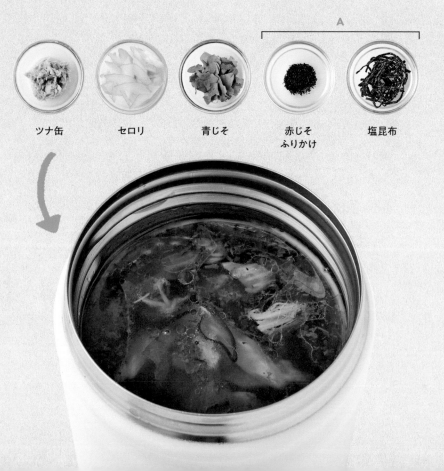

ツナ缶　　セロリ　　青じそ　　赤じそ　　塩昆布
　　　　　　　　　　　　　　ふりかけ

A

ポン酢ですっきり爽やか！　湯豆腐感覚のスープ

豆腐と桜えびの
ポン酢スープ

66kcal
糖質4.0g

材料（1人分）

絹ごし豆腐（ヘラで崩す）… 70g

桜えび … 2g

にんじん（せん切り）… 20g

オクラ（8mm厚さの小口切り）… 2本

熱湯 … 200mℓ

A　和風顆粒だしの素 … 小さじ½
　　ポン酢しょうゆ … 小さじ1½

A

絹ごし豆腐　　桜えび　　にんじん　　オクラ　　和風顆粒
だしの素　　ポン酢
しょうゆ

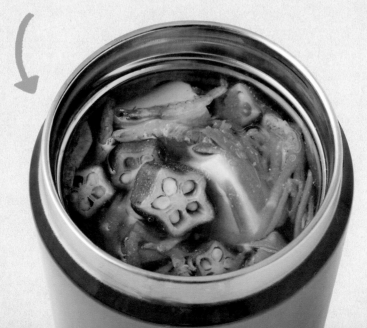

磯の香りとコンソメで、しっかり味のスープ

あさり缶とわかめの
チーズ風味コンソメスープ

64kcal
糖質2.6g

材料 (1人分)

あさり水煮缶 … 身25g＋缶汁小さじ1
大根 (せん切り) … 30g
わかめ (乾燥) … ひとつまみ (1g)
ブロッコリースプラウト … 15g
熱湯 … 200ml
A　顆粒コンソメスープ … 小さじ½
　　ドライハーブ … 小さじ⅓
　　粉チーズ … 小さじ1½

やせPoint

粉チーズは少量でも
しっかりしたコク

粉チーズはパスタにかけるだけ、なんてもったいない！　少量でもコクがあり、また、ダイエット中に不足しがちなカルシウムも豊富です。

A

あさり
水煮缶　　大根　　わかめ　　ブロッコリー
スプラウト　　顆粒
コンソメスープ　　ドライ
ハーブ　　粉チーズ

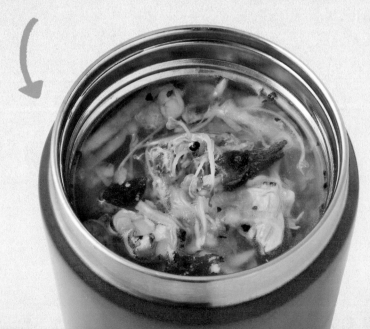

せん切りキャベツは市販のカット野菜を使ってもOK！

サラダチキンとキャベツの即席みそ汁

72kcal
糖質3.8g

材料（1人分）

サラダチキン（またはハム、かまぼこ／
　5mm厚さに切り、1.5cm幅に切る）… 40g
キャベツ（せん切り）… ½枚
熱湯 … 200ml
A　にんにく（またはしょうが／
　　すりおろし）… 小さじ¼
　　和風顆粒だしの素 … 小さじ½
　　みそ … 小さじ2
　　小ねぎ（小口切り）… 適量

やせPoint

チキンとキャベツで健康的なダイエット

キャベツはかさ増しになるうえ、噛み応えのある食材。高たんぱくの食材（今回はサラダチキン）と合わせることで、健康的なダイエットに繋がります。

A

サラダチキン　キャベツ　にんにく　和風顆粒だしの素　みそ　小ねぎ

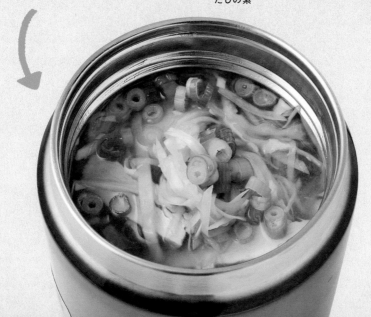

スープに合わせるごはんのこと

スープジャー弁当に添えるごはんは、雑穀米や発芽玄米を選ぶと、食物繊維やミネラルも多く摂取できて、ダイエットに効果的です。満腹感もさらにアップ！

押し麦

大麦を加工して食べやすくした雑穀。食物繊維が豊富なため血糖値が上がりにくいのでおすすめ。

雑穀ミックス

きび、あわ、麦、豆などの雑穀ミックスは、白米と合わせて炊いて。ミネラルやビタミン、食物繊維が豊富。

もち麦

プチプチとした食感が特徴。穀類の中では、食物繊維がとにかく豊富で、たんぱく質が多く、糖質は低め。

発芽玄米

玄米を発芽させたことで、食物繊維やビタミンB1、GABAなどの栄養価がアップ。玄米より食べやすい。

☑ memo

ごはんを上手に取り入れることが成功の秘訣

糖質オフだからといって主食を減らしすぎるとダイエットは長続きしません。ダイエット中はスープジャーに添えるごはんの量は、普通の茶碗1杯（150〜160g）の半分ぐらい、小さめのおにぎり1個の量を目安に。

やせる！
洋のスープジャー弁当

ボルシチのようなトマト系、ポタージュスープのようなクリーム系、ポトフの
ようなコンソメ系、ビーフシチューのようなデミグラス系など、ごちそう感が
うれしい洋のスープ。低糖質パンを添えても。

トマト系	クリーム系	コンソメ系	塩バター系	デミグラス系
P44-51	P52-57	P58-67	P68-69	P70-71

ピーマンとトマトの
ハンバーグスープ

208kcal
糖質6.9g

合いびき肉を使った、しっかり食べ応えのあるハンバーグ。
トマトを丸ごと1個入れて旨みたっぷりに！

材料 (1人分)

玉ねぎ (薄切り) … ⅛個

ピーマン (縦4等分に切り、
　ヘタとガクを取り除く) … 1個

トマト (2cm角に切る) … 小1個 (100g)

オリーブ油 … 小さじ½

A｜合いびき肉 … 60g
　｜塩・こしょう … 各少々

B｜水 … 100mℓ
　｜顆粒コンソメスープ … 小さじ½
　｜にんにく (すりおろし) … 小さじ¼

作り方

1 Aを混ぜ合わせて2等分にし、平たい小判形に成形する。

2 鍋にオリーブ油を入れて中火で熱し、①、玉ねぎ、ピーマンを並べて1分ほど焼く。

3 トマト、Bを加えて沸騰させ、蓋をして3分ほど煮てスープジャーに入れる。

＊粉チーズやとろけるチーズをのせても◎。

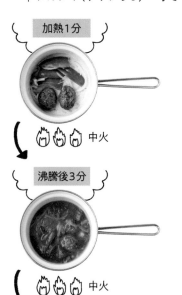

加熱1分

中火

沸騰後3分

中火

保温30分以上

やせPoint

つなぎを入れずに糖質オフ。
しめじを加えてボリュームアップしても

ハンバーグを作る過程で、つなぎを入れないで糖質をカット。しっかりと肉の味わいを堪能してください。ふんわりジューシーに仕上げたいときは、おからなど糖質の少ないつなぎを加えましょう。ピーマン、トマトのほかに、しめじを入れてボリュームアップしても◎。きのこの食感と旨みが加わり、また一味違ったおいしさを味わえます。

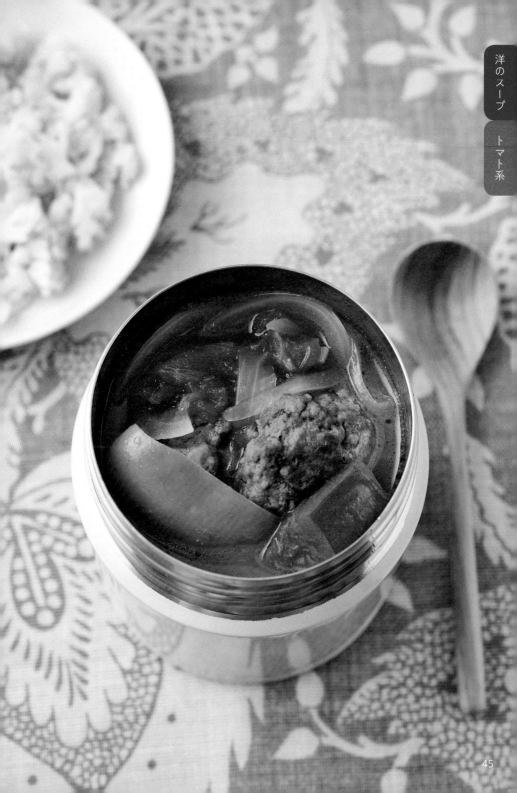

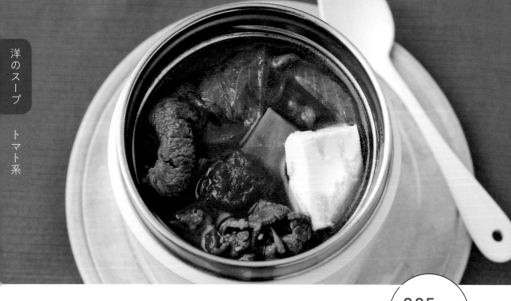

さっぱりしたトマトの酸味に、クリームチーズでコクをプラス

牛肉とトマト缶の ボルシチ風スープ

225kcal
糖質**7.1** g

材料 (1人分)

牛こま切れ肉 (または焼き肉用／塩・こしょう
　　各少々で下味をつける) … 50g
キャベツ (ざく切り) … ½ 〜 1枚
にんじん (短冊切り) … 10g
玉ねぎ (薄切り) … ⅛個
バター (またはオリーブ油) … 2g
A ┃ 赤ワイン (あれば) … 大さじ1
　　┃ トマト水煮缶 … ¼カップ
　　┃ 水 … 150mℓ
　　┃ トマトケチャップ … 小さじ1
　　┃ レモン汁 … 小さじ1
　　┃ にんにく (すりおろし) … 小さじ½
　　┃ 塩・こしょう … 各少々
クリームチーズ … 10g

沸騰後3分 ➡ 保温30分以上

作り方

1 鍋にバター、牛肉を入れて中火で軽く焼き色がつくまで炒める。

2 キャベツ、にんじん、玉ねぎ、**A**を加えて沸騰させ、アクが出てきたらすくい、蓋をして中火で3分ほど煮る。

3 スープジャーに入れ、クリームチーズをのせる。

やせPoint　**1年中ほぼ同じ価格で買えるトマト缶でリーズナブルに**

トマト缶をベースに加え、食べ応えのあるスープに。トマト缶は低糖質でありながら栄養価はとても高く、ダイエットだけではなく健康のためにも取り入れたい食材。

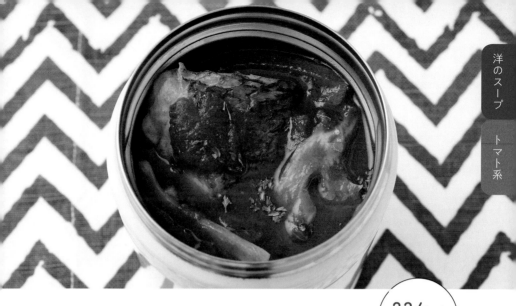

スープジャーの蓋をあければ、食欲そそる魚介の香り

鯛のブイヤベース風スープ

234kcal
糖質**5.8**g

材料（1人分）

真鯛（切り身／ペーパータオルで水けを
　拭き取り、半分に切り、塩・こしょう
　各少々をまぶす）… 1切れ
玉ねぎ（薄切り）… 1/6個
セロリ（斜め薄切り）… 1/4本
にんにく（薄切りまたはすりおろし
　小さじ1/3）… 1/2かけ
オリーブ油 … 小さじ1/2
塩・こしょう … 各少々
A｜トマト水煮缶 … 1/3カップ
　｜水 … 130ml
　｜白ワイン（なければ酒）… 小さじ1
　｜顆粒コンソメスープ … 小さじ1/3
　｜サフラン（あれば）… 少々
　｜ドライハーブミックス … 少々

沸騰後3分 ➡ 保温30分以上

作り方

1 鍋にオリーブ油を入れて中火で
熱し、鯛を加えて1分ほど焼く。

2 玉ねぎ、セロリ、にんにく、**A**
を加えて中火で沸騰させ、アク
が出てきたらすくい、蓋をして
2〜3分煮る。

3 塩、こしょうを加えて味をとと
のえ、スープジャーに入れる。

＊砂抜きしたあさりや、あさりの水煮缶を加え
てもOK。生のあさりを加える場合は、あさり
の口があくまでしっかりと火を通す。

やせPoint
ホロホロと崩れる白身魚がおいしい！

鯛などの白身魚は高たんぱく・低糖質・低カロリーのダイエット食材。玉ねぎやセロリなど香味野菜
といっしょに濃いめのトマトスープに合わせ、ドライハーブで風味をつければ、大満足なおいしさに。

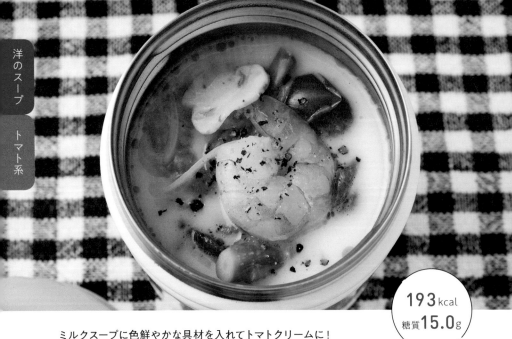

193kcal
糖質**15.0**g

ミルクスープに色鮮やかな具材を入れてトマトクリームに！

えびのミルクトマトスープ

沸騰後3分 ➡ 保温30分以上

材料（1人分）

むきえび … 30g
玉ねぎ（薄切り）… ⅛個
マッシュルーム（薄切り）… 2個
ミニトマト（ヘタを取る）… 6個
グリーンアスパラガス（根の硬い部分
　は皮をむき、4cm長さに切る）… 1本
バター … 2g
A | 水 … 150㎖
　| 牛乳 … 50㎖
　| にんにく（すりおろし）… 小さじ¼
　| 塩 … 小さじ¼
ブラックペッパー … 適量

作り方

1 鍋にバター、えび、玉ねぎ、マッシュルーム、ミニトマト、アスパラガスを入れて中火で1分ほど炒め、ミニトマトをヘラでつぶす。

2 Aを加えて沸騰させ、吹きこぼれに気をつけながら、蓋をして2〜3分、えびの色が変わるまで煮る。

3 スープジャーに入れ、ブラックペッパーをふる。

＊味にコクを出したいときは、顆粒コンソメスープを加えて、塩の量を控えめにする。マッシュルームの代わりにしめじでもOK。

やせPoint　たんぱく質が豊富なえびを使って

えびは低糖質・高たんぱくなうえ、プリプリとした食感で、ダイエット向きの食材。むきえびを使えば、下処理の手間もかからないので、忙しい朝も気軽に使えるのがうれしいポイント。

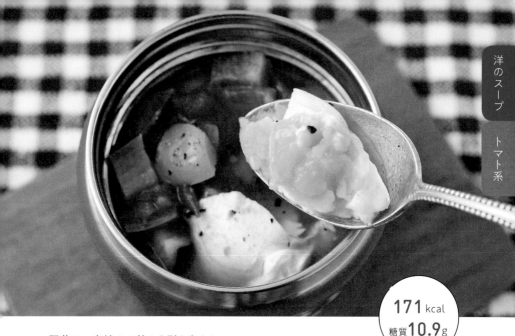

171 kcal
糖質 10.9 g

野菜は一度炒めて甘みを引き出す!

落とし卵入り
ラタトゥイユ風スープ

沸騰後3分 ➡ 保温30分以上

材料（1人分）

なす（1cm角に切る）… ½本
玉ねぎ（1cm角に切る）… ⅛個
黄パプリカ（1cm角に切る）… ⅛個
トマト（1cm角に切る）… 小1個（100g）
オリーブ油 … 小さじ1
卵 … 1個
A │ 水 … 150mℓ
　│ 顆粒コンソメスープ … 小さじ1
塩 … 少々
ブラックペッパー … 適量

作り方

1 鍋にオリーブ油、なす、玉ねぎ、パプリカ、トマトを入れて中火で炒める。

2 Aを加えて沸騰させ、卵を割り入れ、蓋をして3分ほど卵が固まるまで煮る。塩を加え調味する。

3 スープジャーに入れ、ブラックペッパーをふる。

＊卵に火が通りやすいよう、水分を多めにしています。スープジャーに入れるときは、具を入れてから汁を適量入れてください。

やせPoint　**卵を割り入れてボリュームアップ!**
どの家庭でも冷蔵庫に常備されていることが多い卵は、ビタミンC、食物繊維以外の栄養素をすべて含む栄養満点食材。たんぱく質も豊富なので、いつものスープにプラスしてボリュームアップ!

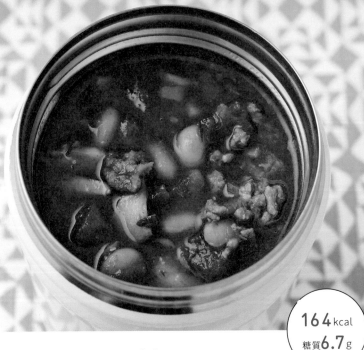

164 kcal
糖質 6.7 g

スパイシーなチリコンカンも鍋ひとつで完成！

チリコンカン風スープ

沸騰後3分 ➡ 保温30分以上

材料（1人分）

大豆水煮 … 20g
合いびき肉 … 30g
玉ねぎ（みじん切り）… ⅛個
まいたけ（粗みじん切り）… 20g
オリーブ油 … 小さじ½
A｜水 … 100㎖
　｜トマト水煮缶 … ½カップ
　｜顆粒コンソメスープ … 小さじ½
　｜にんにく（またはしょうが／
　｜　すりおろし）… 小さじ¼
　｜チリパウダー（またはガラムマサラ、
　｜　カレー粉など）… 小さじ½
ドライパセリ … 小さじ½

作り方

1 鍋にオリーブ油、ひき肉、玉ねぎ、まいたけを入れて中火で1分ほど炒める。

2 大豆、Aを加えて沸騰させ、蓋をして2～3分煮たら火を止める。

3 スープジャーに入れ、ドライパセリを散らす。

やせPoint　チリコンカンの材料はダイエット向きの食材！

チリコンカンに欠かせない豆、ひき肉は低糖質で、旨みが濃いから満足感を得やすい一品に。大豆水煮は、手軽に使えるので、ダイエット中の調理に積極的に取り入れましょう。

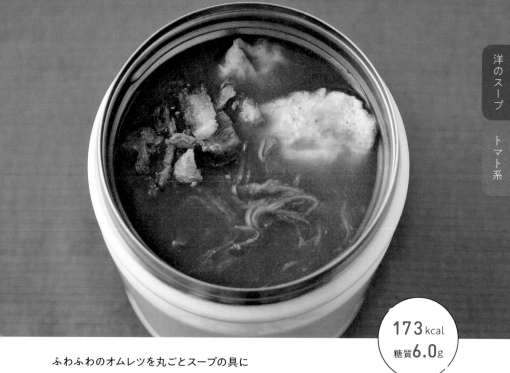

173kcal
糖質**6.0**g

ふわふわのオムレツを丸ごとスープの具に

オムレツスープ

沸騰後1分 ➡ 保温30分以上

材料（1人分）

卵 … 1個
キャベツ（せん切り）… 1枚
塩・こしょう … 各少々
オリーブ油 … 小さじ1
A｜トマトジュース（または野菜
　　ジュース／無塩）… 100mℓ
　　水 … 100〜150mℓ
　　顆粒コンソメスープ … 小さじ½
　　にんにく（すりおろし）… 小さじ¼
　　粉チーズ … 大さじ1
フライドオニオン（あれば／市販品）
　　… 適量

作り方

1 ボウルに卵を割り入れ、塩、こしょうを加えて混ぜる。小さめのフライパンに、オリーブ油を入れて中火で熱し、卵液を流し入れて小判型にまとめてオムレツを作り、一度取り出す。

2 ①のフライパンにキャベツ、**A**を入れ中火で沸騰させ、蓋をし1分ほど煮立てる。

3 オムレツ、②をスープジャーに入れ、フライドオニオンをのせる。

やせPoint　少量ならフライドオニオンのカロリーは気にしなくて大丈夫！

玉ねぎを油で揚げた市販のフライドオニオンは常備しておくと便利。揚げものなのでカロリーは高めですが、少量なら問題なし。スープに十分なコクを与えてくれるので、満足度がアップします。

たらとアスパラの
レモンクリームスープ

高カロリーでダイエット中はNGと思われがちなクリーム系のスープも、
低糖質の食材を組み合わせれば、ゆる糖質オフだからOK！

220kcal
糖質**8.9**g

材料（1人分）

生たら（骨を取り除く）… 1切れ
グリーンアスパラガス … 2本
玉ねぎ（薄切り）… ⅛個
レモンの輪切り（半分に切る）… ½枚
A ┃ バター … 2g
　　┃ 水 … 100mℓ
　　┃ 牛乳 … 100mℓ
　　┃ 白ワイン（なければ酒）… 大さじ1
　　┃ 顆粒コンソメスープ … 小さじ½

作り方

1 たらは半分に切り、塩・こしょう各少々（分量外）をまぶす。アスパラガスは根の硬い部分は皮をむき、4〜5等分長さに切る。

2 鍋に**A**、①、玉ねぎを入れて中火で沸騰させ、吹きこぼれに気をつけながら、蓋をして3分煮る。

3 レモンを加え、スープジャーに入れる。

＊塩だらを使う場合は塩をふらなくてOK。

やせPoint

クリーミーで満腹感が得られやすい！

牛乳は、やせやすい体づくりに大切なカルシウムやたんぱく質、ビタミンB群などの栄養素が豊富。カロリーが比較的高いため、敬遠されがちですが、ゆる糖質オフのレパートリーに取り入れたい食材です。しかも、クリーミーなコクも感じられるので、ダイエットレシピの物足りなさも解消。牛乳の代わりに一部生クリームを使うとさらにリッチな味わいになります。

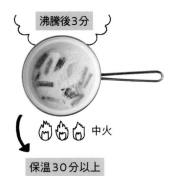

沸騰後3分

中火

保温30分以上

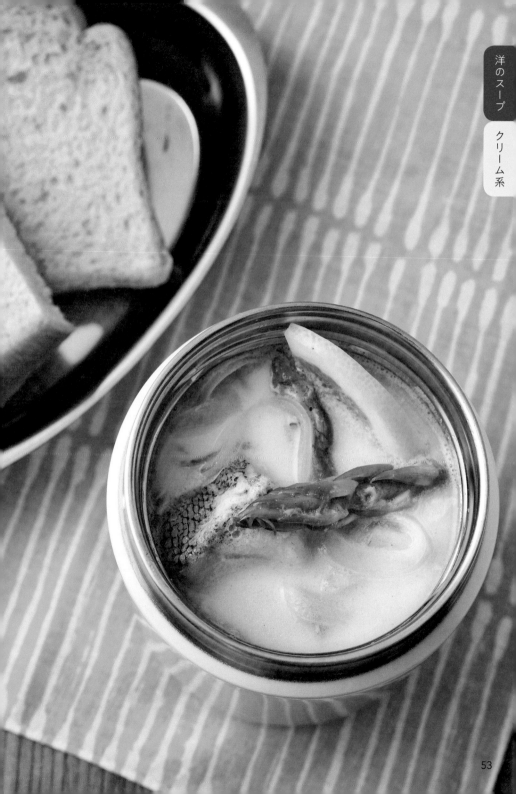

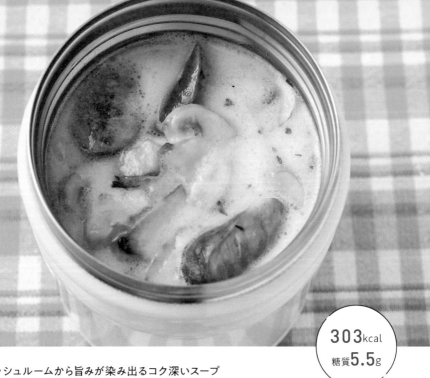

303kcal
糖質5.5g

マッシュルームから旨みが染み出るコク深いスープ

マッシュルームとウィンナーのクリームスープ

沸騰後1分 ➡ 保温30分以上

材料（1人分）

粗びきウィンナー（斜め3〜4等分）… 2本
マッシュルーム（薄切り）… 3〜4個
玉ねぎ（薄切り）… ⅛個
オリーブ油 … 小さじ⅓
A　水 … 150㎖
　　生クリーム … 大さじ2
　　牛乳 … 大さじ1½
　　顆粒コンソメスープ … 小さじ½
　　塩・こしょう … 各少々
パセリ（みじん切り）… 小さじ1

作り方

1 鍋にオリーブ油を入れて中火で熱し、ウィンナー、マッシュルーム、玉ねぎを加えて1分ほど炒める。

2 Aを加えて沸騰させ、蓋をして弱火で1分ほど煮る。パセリを加え、スープジャーに入れる。

やせPoint　玉ねぎ控えめ、きのこをたっぷりで糖質オフ

玉ねぎは、野菜のなかで糖質がやや高めなので、量を控えめにして代わりにマッシュルームをたっぷり加えましょう。噛むたびにジュワッと旨みが染み渡ります。

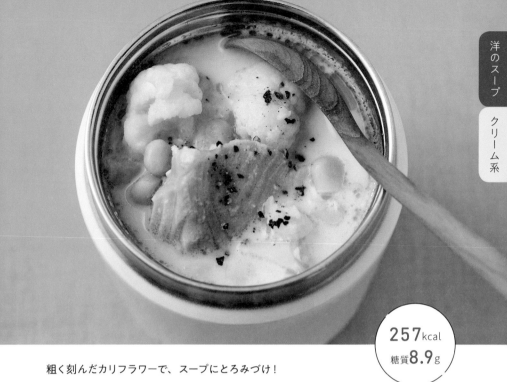

257kcal
糖質8.9g

粗く刻んだカリフラワーで、スープにとろみづけ！

鮭とコーンの
ミルクスープ

沸騰後3分 ➡ 保温30分以上

材料（1人分）

生鮭 … 1切れ
カリフラワー（小房に分け、
　半分は粗く刻む）… 3～4房
ホールコーン缶 … 大さじ1
A｜水 … 100mℓ
　｜牛乳 … 100mℓ
　｜顆粒コンソメスープ … 小さじ½
塩・ブラックペッパー … 各少々

作り方

1 鮭はペーパータオルで水けを拭き取り、3～4等分に切る。骨、皮を取り除き、塩・こしょう各少々（分量外）をまぶす。

2 鍋に①、カリフラワー、コーン、**A**を入れて中火で沸騰させ、吹きこぼれに気をつけながら、蓋をして2～3分煮る。塩を加えて調味する。

3 スープジャーに入れ、ブラックペッパーをふる。

やせPoint　**ダイエットにうれしい栄養素たっぷりの鮭**

鮭には、糖質や脂質の代謝を促進するビタミンB群が豊富なので、ダイエット中にうれしい食材。
ゴロゴロとした小房のカリフラワーは食べ応えがあって、満足度も大。

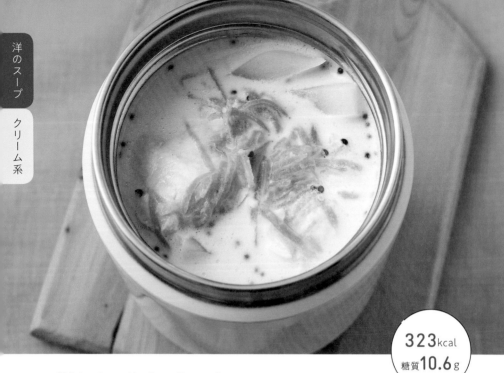

323kcal
糖質10.6g

鶏ささみとじゃがいもでお腹いっぱいに！

せん切りにんじんとじゃがいもの
マスタードクリームスープ

沸騰後3分 ➡ 保温30分以上

材料（1人分）

鶏ささみ（筋を取り除いて、
　　斜めにそぎ切り）… 1本
にんじん（せん切り）… ¼本
じゃがいも（5mm幅の細切り）… ¼個
A　水 … 150mℓ
　　生クリーム … 50mℓ
　　粒マスタード … 小さじ1
　　顆粒コンソメスープ … 小さじ½
　　塩・こしょう … 各少々

作り方

1 鍋にささみ、にんじん、じゃがいも、**A**を入れて中火で沸騰させ、吹きこぼれに気をつけながら、蓋をして2～3分、ささみの色が変わるまで煮る。

2 スープジャーに入れる。

やせPoint **生クリームは脂質は多いけれど、糖質量は低め！**

動物性脂肪の生クリームは、脂質は高めですが、糖質は低いので安心して取り入れて。牛乳ベースのスープよりもコク深く仕上がります。粒マスタードが味のアクセントに。

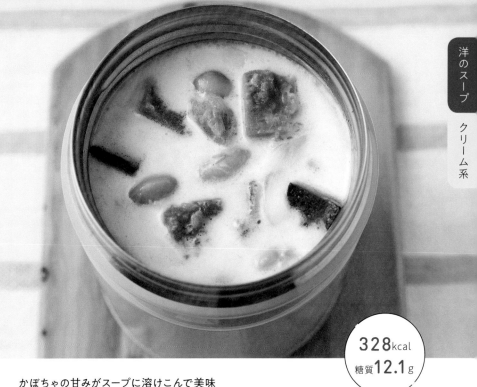

328kcal
糖質12.1g

かぼちゃの甘みがスープに溶けこんで美味

崩しかぼちゃと大豆の ポタージュ風スープ

沸騰後2分 ➡ 保温30分以上

材料（1人分）

かぼちゃ（1～2cm角に切る）… 50g
玉ねぎ（薄切り）… ⅛個
大豆水煮 … 30g
バター … 2g
A　水 … 150ml
　　生クリーム … 50ml
　　顆粒コンソメスープ … 小さじ¼
　　塩 … 少々

作り方

1 鍋にバターを入れて中火で熱し、かぼちゃ、玉ねぎ、大豆を加えて1分ほど炒める。

2 Aを加えて沸騰させ、吹きこぼれに気をつけながら、蓋をして1～2分煮てスープジャーに入れる。

やせPoint **腹持ちのよいかぼちゃで甘みのあるスープ**

かぼちゃは野菜のなかでは糖質がやや高めですが、食物繊維やカロテンなどの栄養も多く含まれているので◎。自然の甘みとして上手に取り入れて。

ザワークラウト風 ウィンナーとキャベツのスープ

キャベツのコンソメスープに酢を加えてザワークラウト風に。
キリッとしたおいしさのヘルシースープも1分煮るだけで完成です

154kcal
糖質**5.0**g

材料 (1人分)

ウィンナー (斜め半分に切る) … 2本
キャベツ (葉の長さを半分にして
　細切り) … 1〜2枚
玉ねぎ (薄切り) … 1/8個
A｜水 … 200ml
　｜顆粒コンソメスープ … 小さじ1/2
　｜酢 … 小さじ1/2
　｜ローリエ (あれば) … 1枚
粒マスタード (あれば) … 小さじ1/2

作り方

1 鍋にウィンナー、キャベツ、玉ねぎ、Aを入れて中火で沸騰させ、蓋をして1分ほど煮る。

2 スープジャーに入れ、粒マスタードを加える。

やせPoint

酢で腸の動きを活発にし 食物繊維で血糖値の上昇を緩やかに

酢は、内臓脂肪を減らす働きや、便秘の改善など、ダイエッターにとってうれしい効果がいっぱい。さらに、食物繊維が豊富なキャベツもたっぷりだから、血糖値の上昇を緩やかにしてくれます。糖質を意識したダイエットではとくに取り入れたい調味料と食材のスープです。粒マスタードで味にアクセントをつけるのもおすすめ。

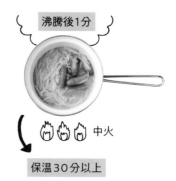

沸騰後1分

中火

保温30分以上

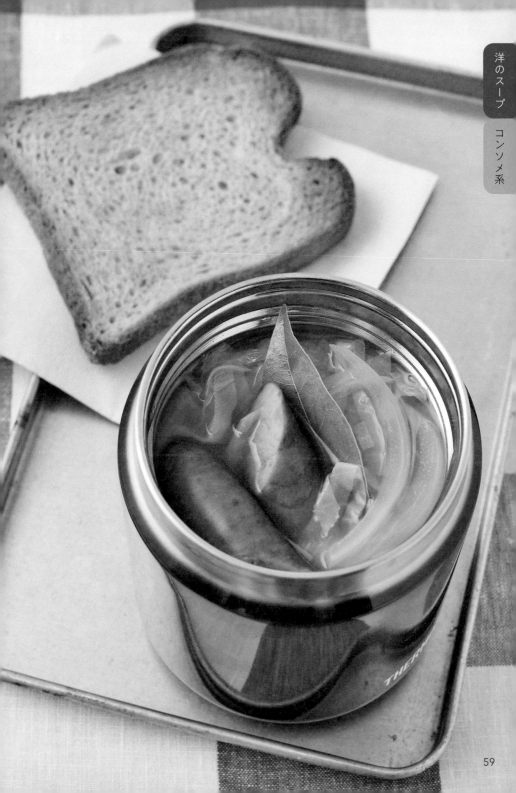

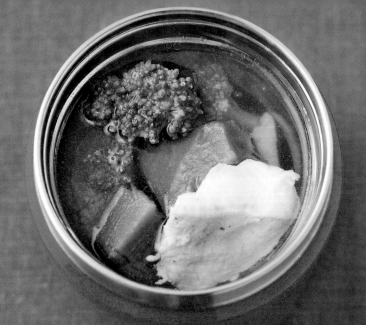

kcal
糖質**4.6**g

たっぷり具材にコンソメスープが染みておいしい！

鶏むね肉とかぼちゃの
コンソメスープ

沸騰後3分 ➡ 保温30分以上

材料（1人分）

鶏むね肉（皮なし／薄くそぎ切り）
　… ⅙枚（50g）
かぼちゃ（2cm角に切る）… 20〜30g
ブロッコリー（小房に分ける）
　… 2〜3房
A　水 … 200㎖
　　顆粒コンソメスープ … 小さじ½
　　ブラックペッパー … 少々

作り方

1 鍋に鶏肉、かぼちゃ、**A**を入れて
中火で沸騰させ、ブロッコリーを
加える。蓋をして2〜3分、鶏肉
の色が変わるまで煮る。

2 スープジャーに入れる。

やせPoint　**鶏むね肉は皮を取り除いて使う**

鶏むね肉はそのままでも高たんぱく・低糖質・低カロリーとダイエットに向いている食材ですが、
皮を取ることでさらにカロリーを抑えることができます。

60

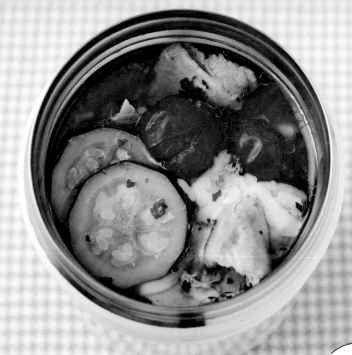

195 kcal
糖質 5.8g

ドライバジルとチーズでイタリアンなスープに

豚肉とトマトの バジルコンソメスープ

沸騰後3分 ➡ 保温30分以上

材料（1人分）

豚薄切り肉（4cm長さに切る）… 50g
ミニトマト（ヘタを取る）… 4～6個
ズッキーニ（5mm厚さの輪切り）… 3cm
A　水 … 200mℓ
　　顆粒コンソメスープ … 小さじ½
　　ドライバジル（または生バジル2枚を
　　　ちぎる）… 小さじ½
とろけるチーズ … 15g

作り方

1 鍋に豚肉、ミニトマト、ズッキーニ、**A**を入れて中火で沸騰させる。蓋をして2～3分、豚肉の色が変わるまで煮る。

2 スープジャーに入れ、チーズを加える。

＊チーズは、粉チーズ、カマンベールチーズなどでもOK。

やせPoint　**糖質が少ないズッキーニで満腹感を！**

ズッキーニは野菜のなかでも特に糖質量が低く、生でも加熱してもおいしくいただけます。カリウムが多く含まれているので、むくみ解消の効果も。

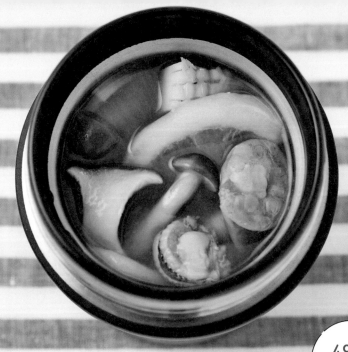

49kcal
糖質2.7g

シーフードの旨みとレモンが爽やかに香る

シーフードミックスときのこの
レモンコンソメスープ

沸騰後3分 ➡ 保温30分以上

材料（1人分）

シーフードミックス … 40g

エリンギ（長さを半分に切り、
　　縦4等分に切る）… 小1本

しめじ（石づきを切り落とし、ほぐす）
　　… 30g

レモンの輪切り（半分に切る）… ½枚

A ｜ 水 … 200mℓ
　｜ にんにく（すりおろし）… 小さじ⅓
　｜ 顆粒コンソメスープ … 小さじ½
　｜ ブラックペッパー … 適量

作り方

1 鍋にシーフードミックス、エリンギ、しめじ、Aを入れて中火で沸騰させる。アクが出てきたらすくい、蓋をして3分ほど煮る。

2 スープジャーに入れ、レモンをのせる。

やせPoint **シーフードは低糖質で、噛み応えがある食材が多い！**

シーフードは低糖質なうえ、貝類やいかはよく噛んで食べることができるので、満腹感を得やすいのも魅力です。また、噛むほど旨みが染み出てくるので、スープの具材にぴったり◎。

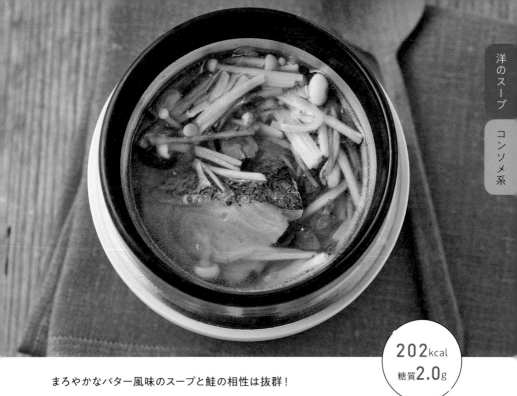

202kcal
糖質2.0g

まろやかなバター風味のスープと鮭の相性は抜群！

鮭ときのこの
バターコンソメスープ

沸騰後3分 ➡ 保温30分以上

材料（1人分）

生鮭（切り身／半分に切り、塩・こしょう
　各少々をまぶす）… 1切れ

えのきたけ（石づきを切り落とし、
　3等分に切る）… ¼パック

クレソン … 10g

バター … 4g

A　水 … 200㎖
　　しょうが（すりおろし）… 小さじ½
　　顆粒コンソメスープ … 小さじ½

作り方

1 鍋にバターを入れ中火で熱し、鮭、えのきたけを加えて1分ほど焼く。

2 Aを加えて沸騰させる。アクが出てきたらすくい、蓋をして3分ほど煮る。クレソンを加え、スープジャーに入れる。

＊クレソンの代わりにパセリのみじん切りを入れても。

やせPoint　バターも少量なら大丈夫！　コクを出して満足度アップ

バターは脂質が多いですが、糖質はほぼないので、コクを出す隠し味に。具のえのきたけやクレソンにもバターがからんで、素材の甘みを引き出します。

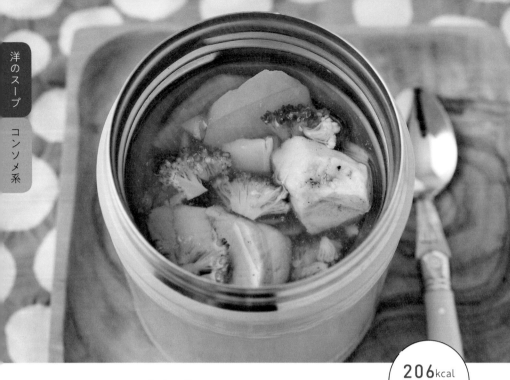

206kcal
糖質7.3g

めかじきにコンソメ味がよく染み込んでおいしい！

めかじきとブロッコリーのコンソメスープ

沸騰後3分 ➡ 保温30分以上

材料（1人分）

めかじき（切り身／6等分に切り、塩・ブラックペッパー各少々をまぶす）… 1切れ

ブロッコリー（粗く刻む）… 4房

じゃがいも（5mm厚さに切る）… ¼個

A | 水 … 200㎖
 | にんにく（すりおろし）… 小さじ⅓
 | 顆粒コンソメスープ … 小さじ½
 | ブラックペッパー … 適量

作り方

1 鍋にめかじき、ブロッコリー、じゃがいも、**A**を入れて中火で沸騰させる。アクが出てきたらすくい、蓋をして3分ほど煮る。

2 スープジャーに入れる。

やせPoint　**旨みのある食材を使い、調味料を控えて糖質オフ！**

めかじきの切り身は骨がない分食べやすく、旨みのある食材。具材として使えば、シンプルな味つけでも十分おいしくいただけます。糖質の多い調味料を使わないから、ラクに糖質オフできます。

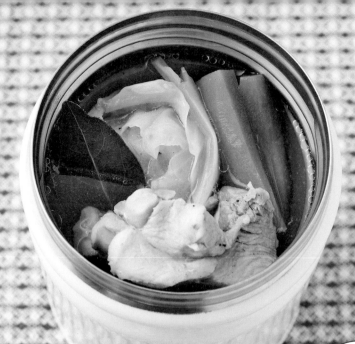

180kcal
糖質**3.5**g

ジューシーな鶏もも肉で大満足！

鶏もも肉とキャベツ、にんじんのポトフ

沸騰後3分　➡　保温30分以上

材料（1人分）

鶏もも肉（から揚げ用など／塩・こしょう
　各少々をまぶす）… 2切れ（60g）
キャベツ（長さを半分にして2cm幅に切る）
　… 1枚
にんじん（5mm厚さの短冊切り）… 1/6本
A　水 … 200mℓ
　　顆粒コンソメスープ … 小さじ1/2
　　ローリエ（あれば）… 1枚
　　ブラックペッパー … 少々
　　オリーブ油 … 小さじ1

作り方

1 鍋に鶏肉、キャベツ、にんじん、Aを入れ中火で沸騰させる。アクが出てきたらすくい、蓋をして3分ほど煮る。

2 スープジャーに入れる。

やせPoint

オリーブ油を適度にとって便秘を改善！

オリーブオイルを構成するオレイン酸は、胃や小腸ではほとんど吸収されないので、便通をサポートし、便秘改善に繋がります。とりすぎはお腹がゆるむこともあるので、適度な摂取がおすすめ。

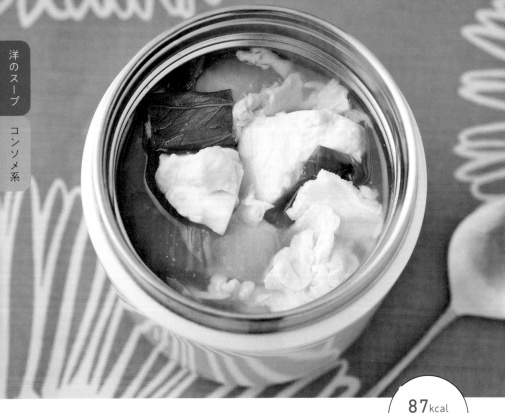

シャキッとしたチンゲン菜とふわふわ卵の食感がクセになる組み合わせ

87kcal
糖質**2.6g**

豆腐と卵の
ふわふわスープ

沸騰後2分 ➡ 保温30分以上

材料（1人分）

チンゲン菜（葉は2cm幅、根元は
　　1cm幅に切る）… ½株（50g）
絹ごし豆腐（崩す）… 70g
卵（溶きほぐす）… ½個
A ｜ 水 … 200㎖
　　｜ 顆粒コンソメスープ … 小さじ½
　　｜ 塩・こしょう … 各少々

作り方

1 鍋にチンゲン菜、豆腐、Aを入れて中火で沸騰させる。卵を回し入れ、1～2分煮てふわっと浮いてきたらひと混ぜして火を止める。

2 スープジャーに入れる。

やせPoint　チンゲン菜はビタミンたっぷり&低糖質

チンゲン菜にはβ-カロテンやビタミンC、ビタミンKが豊富に含まれています。糖質も低いので、かさ増し食材としても◎。溶き卵を流し入れて、彩りも満足感もアップ。

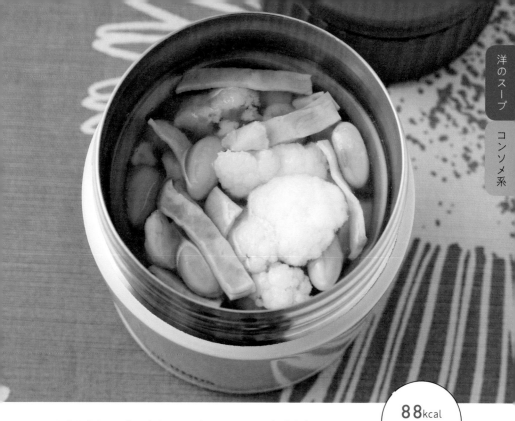

ホクホクとして食べ応えのあるカリフラワーの食感を楽しんで

88kcal
糖質**2.7**g

カリフラワーと大豆のコンソメスープ

沸騰後3分 ➡ 保温30分以上

材料（1人分）

カリフラワー（小房に分ける）… 4房
大豆水煮 … 20g
ハム（半分に切り、5mm幅に切る）… 1枚
A｜水 … 200㎖
　｜顆粒コンソメスープ … 小さじ½
　｜ローリエ（あれば）… 1枚
　｜ブラックペッパー … 少々

作り方

1 鍋にカリフラワー、大豆、ハム、Aを入れ中火で沸騰させ、蓋をして2〜3分煮る。

2 スープジャーに入れる。

やせPoint　食材の特性を知って、具材を選ぶ

カリフラワーに多く含まれるビタミンCは加熱に強いので、スープに入れる食材に適しています。糖質量も低いので、たっぷり食べても大丈夫。大豆とハムからもいいだしが出ます。

スープを吸った鶏ひき肉となすがジューシーに！

パプリカとなす、鶏ひき肉の塩バタースープ

145kcal
糖質**2.4**g

材料（1人分）

鶏ひき肉（むね）… 50g
赤パプリカ（長さを半分にし、
　5mm幅に切る）… ⅛個
なす（斜め薄切り）… ½本
バター … 5g
A | 水 … 200mℓ
　| 塩 … 小さじ¼
　| ブラックペッパー … 少々

沸騰後2分 ➡ 保温30分以上

作り方

1 鍋にバター、ひき肉、パプリカ、なすを入れて中火で2分ほど炒める。

2 Aを加えて沸騰させる。蓋をして1〜2分、ひき肉の色が変わるまで煮てスープジャーに入れる。

食物繊維と旨みたっぷりのきのこを使って

ミックスきのこと玉ねぎの塩バタースープ

162kcal
糖質**2.3**g

材料（1人分）

豚こま切れ肉（3cm長さに切る）… 50g
お好みのきのこ（しめじ、まいたけ、
　マッシュルーム、しいたけなど／
　ほぐすまたは薄切り）… 50g
玉ねぎ（薄切り）… ⅛個
バター … 5g
にんにく（またはしょうが／
　すりおろし）… 小さじ¼
A | 水 … 200mℓ
　| 塩 … 小さじ¼
　| ブラックペッパー … 少々
パセリ（みじん切り）… 適量

沸騰後3分 ➡ 保温30分以上

作り方

1 鍋にバター、豚肉、きのこ、玉ねぎ、にんにくを入れて中火で2分ほど炒める。

2 Aを加えて沸騰させ、蓋をして2〜3分煮る。

3 スープジャーに入れ、パセリを散らす。

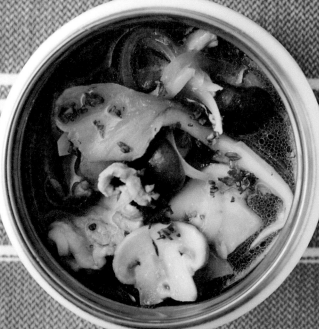

パプリカとなす、
鶏ひき肉の塩バタースープ

ミックスきのこと
玉ねぎの塩バタースープ

デミグラスソースを使えば味つけ簡単

鶏もも肉となすのデミスープ

178kcal
糖質**15.9**g

材料（1人分）

鶏もも肉（皮と脂を取り除き、2cm角に切り、
　塩・こしょう各少々をまぶす）… 50g
玉ねぎ（薄切り）… ¼個
なす（乱切り）… 小1本
ミニトマト（ヘタを取る）… 4個
オリーブ油 … 小さじ½
A 　水 … 100mℓ
　　　デミグラスソース（真空パック・
　　　　小分け）… 50g
　　　ウスターソース … 小さじ1
　　　トマトケチャップ … 小さじ1
　　　塩 … 少々

沸騰後3分 ➡ 保温30分以上

作り方

1 鍋にオリーブ油、鶏肉、玉ねぎ、なすを入れて中火で1分ほど炒める。

2 ミニトマト、**A**を加えて沸騰させ、蓋をして3分ほど煮たら、スープジャーに入れる。

＊粉チーズ適量をふってもおいしい。

じっくり煮込んだような深い味わい

ビーフシチュー風スープ

325kcal
糖質**17.4**g

材料（1人分）

牛こま切れ肉（塩少々をまぶす）… 70g
玉ねぎ（薄切り）… ¼個
にんじん（4mm厚さの短冊切り）… ⅙本
トマト（2cm角に切る／
　またはトマト水煮缶1/2カップ）… 1個
オリーブ油 … 小さじ½
赤ワイン … 大さじ1
A 　水 … 200mℓ
　　　ウスターソース … 大さじ1
　　　トマトケチャップ … 大さじ½
　　　しょうゆ … 小さじ½
　　　塩・ブラックペッパー … 各少々
生クリーム（あれば）… 大さじ½

沸騰後3分 ➡ 保温30分以上

作り方

1 鍋にオリーブ油、牛肉、玉ねぎ、にんじんを入れて中火で1分ほど炒め、赤ワインを加える。

2 トマト、**A**を加えて沸騰させ、蓋をして2〜3分煮る。

3 スープジャーに入れ、生クリームを加える。

＊にんにくすりおろしを加えてもOK。ウスターソースとトマトケチャップの代わりに、市販のデミグラスソース（小分け）1パックに変えて作っても◎。

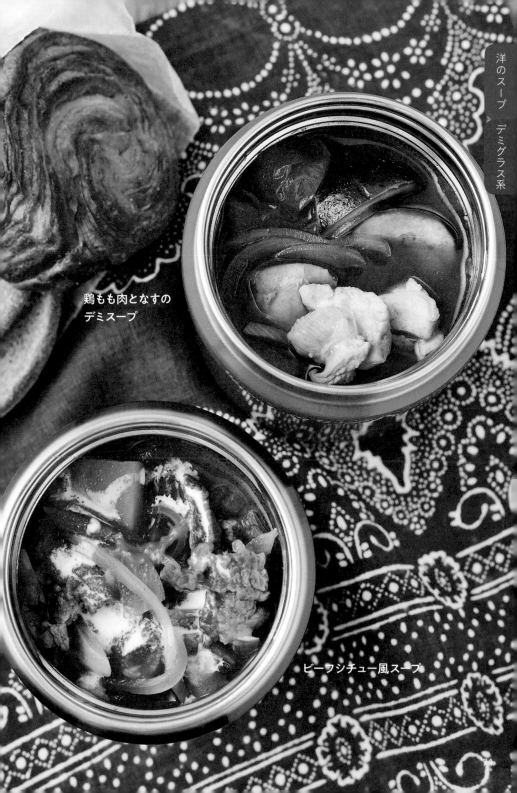

鶏もも肉となすの
デミスープ

ビーフシチュー風スープ

71

スープに合わせるパンのこと

スーパーやコンビニなどに置かれるようになった低糖質パン。スープジャー弁当の
おともにピッタリです。トーストしたり、サンドイッチにしても。

丸パン&マフィンタイプの低糖質パン

小麦ふすまや大豆粉が入って低糖質の丸パン
やマフィン。普通のロールパンやイングリッ
シュマフィンに比べると糖質が約50%オフ
のタイプもあります。サンドイッチにすると
きは具材を低糖質・高たんぱくなものにすれ
ば、モリモリ食べても太りにくいので安心。
そのままはもちろん、サンドイッチにして
スープジャー弁当に添えるのもおすすめ。

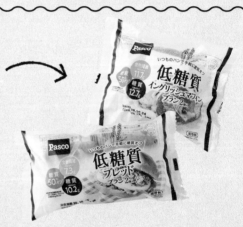

食パンタイプの低糖質パン

食パンタイプの低糖質パンも人気。低糖質タ
イプの丸パンなどと同様に小麦ふすまや大豆
粉が原料で、普通の食パンに比べると糖質は
約50%ほどカットされています。軽い食感
のため、トーストしたほうが食べ応えが出る
のでおすすめ。トーストしてからサンドイッ
チにしたり、スティック状に切ってトースト
して、スープに浸しながら食べても。

☑ memo
おやつにもおすすめ!
低糖質菓子パン

ダイエット中は、無性に甘いものが食べたく
なることも。最近では、低糖質タイプの菓子
パンも充実しています。大半が1個あたり糖
質10g前後なので、ダイエットを頑張って
いる自分へのご褒美にいかがですか?

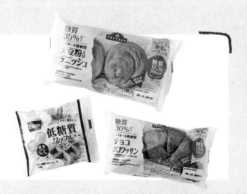

やせる！

アジアン

のスープジャー弁当

坦々スープやチゲ風スープ、タイ風カレースープなど、アジアンテイストを味わえるスープジャー弁当は、雑穀ごはんや麦ごはん、玄米ごはんとの相性も抜群。パクチーなどは別の容器に入れ、食べる直前に加えると、さらにおいしく味わえます。

中華風	韓国風	カレー風	その他 エスニック風
P74-83	P84-87	P88-93	P94-97

豚ひき肉ともやしの坦々スープ

シャキシャキとした食感の豆苗ともやしに、ひき肉がよくからみ、
めん風の食べ応え！　ごはんを添えるときは軽めにして

164 kcal
糖質 3.5 g

材料 (1人分)

豚ひき肉 … 50g

もやし … 30g

豆苗 (根を切り落とし、4cm長さに切る)
　… ⅙パック (30g)

A　水 … 200㎖
　　顆粒鶏がらスープの素 … 小さじ1
　　豆板醤 … 小さじ½
　　オイスターソース … 小さじ1
　　白すりごま … 小さじ1
　　にんにく (すりおろし) … 小さじ¼

作り方

1 鍋にひき肉、Aを入れて、ほぐし
ながら中火で沸騰させ、1分煮る。

2 もやし、豆苗の順に加えて再沸騰
させ、ひき肉の色が変わったら火
を止めて、スープジャーに入れる。

＊お好みで、刻みねぎ、ラー油などをかけても
OK！

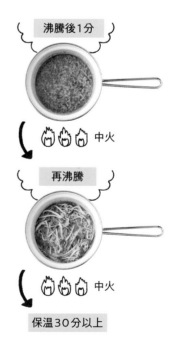

沸騰後1分

🔥🔥🔥 中火

再沸騰

🔥🔥🔥 中火

保温30分以上

やせPoint

もやしと豆苗の
ヘルシー野菜で満腹感！

もやしと豆苗は、糖質量がとても低いうえ
に低価格。淡泊な味わいなので、どんな味
つけにもよく合い、さまざまなスープにアレ
ンジが可能です。豆苗にはβ-カロテンやビ
タミンC、もやしもビタミンC、食物繊維な
どが含まれ、栄養面でも優秀。ひき肉の量
は少なくても、もやしと豆苗のヘルシー野菜
で、満腹感が得られるのでおすすめです。

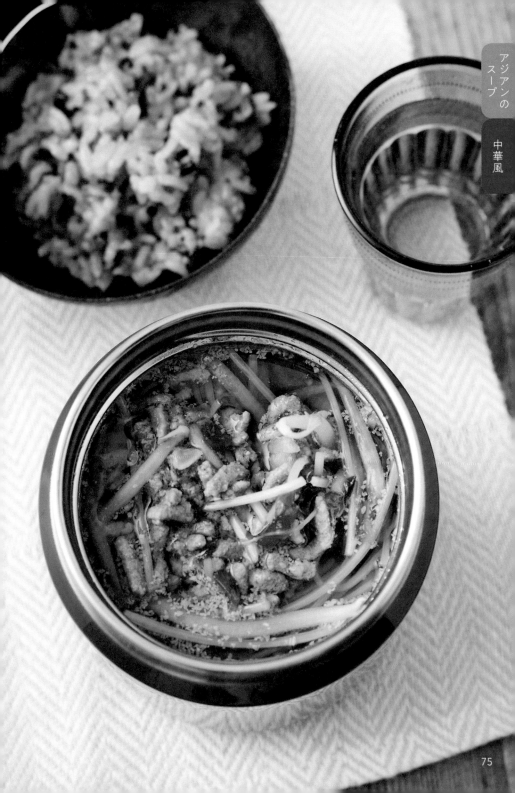

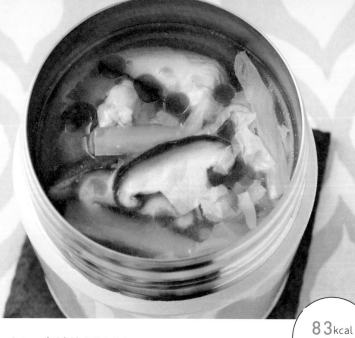

酸味のきいたスープが食欲をそそる！

鶏ささみとしいたけの
サンラータン風スープ

沸騰後3分 ➡ 保温30分以上

材料（1人分）

鶏ささみ（そぎ切りにし、
　片栗粉小さじ½をまぶす）… 1本
しいたけ（石づきを切り落とし、
　薄切り）… 1枚
白菜（1cm幅、4cm長さに切る）… ¼枚
A　水 … 200㎖
　　顆粒鶏がらスープの素 … 小さじ1
　　しょうゆ … 小さじ½
　　酢 … 小さじ1
　　しょうが（すりおろし）… 小さじ¼
　　こしょう … 少々
ラー油 … 適量（小さじ¼）

作り方

1 鍋にささみ、しいたけ、白菜、Aを入れて中火で煮立て、沸騰したら蓋をして2～3分煮る。

2 スープジャーに入れ、ラー油をかける。

＊Aの酢は火を止めてから加えてもOKです。溶き卵½個分を最後に回し入れて火を通すのもおすすめ。しいたけの代わりにえのきたけにするアレンジも試してみて。

やせPoint **酢には脂肪燃焼を助ける効果が！**

酢には、血糖値の上昇を緩やかにする効果があります。また、酢に含まれるアミノ酸には脂肪燃焼を助ける効果があるといわれています。すっきりとした味わいで、酸味が苦手な人も飲みやすいスープです。

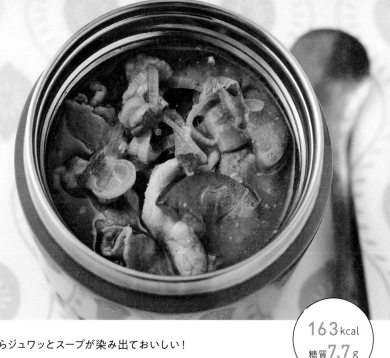

なすからジュワッとスープが染み出ておいしい!

163 kcal
糖質 7.7 g

マーボーなす風スープ

材料 (1人分)

豚肩ロース薄切り肉
　(しゃぶしゃぶ用など薄めのもの/
　4cm長さに切る)… 40g
なす (縦半分に切り、5mm厚さに切る)
　… 1本
長ねぎ (薄い小口切り)… 5cm
ごま油 … 小さじ½
A | 水 … 200ml
　| 顆粒鶏がらスープの素 … 小さじ1
　| みそ (または甜麺醤) … 小さじ2
　| 豆板醤 … 小さじ½
　| しょうゆ … 小さじ¼
　| しょうが (すりおろし) … 小さじ¼

水溶き片栗粉 …
　片栗粉小さじ½＋水小さじ2
粉山椒 (あれば) … 少々

沸騰後2分 ➡ 再沸騰 ➡ 保温30分以上

作り方

1 鍋にごま油、豚肉、なす、長ねぎを入れて中火で1分ほど炒める。

2 Aを加えて沸騰させ、蓋をして1〜2分煮る。

3 水溶き片栗粉を回し入れて、再沸騰したらスープジャーに入れ、粉山椒をふる。

やせPoint **市販の素よりもとろみを抑えて糖質をコントロール!**

マーボーは市販の素を使うのも手軽ですが、ダイエット中は手作りがおすすめ。片栗粉を控えてサラサラとした飲みやすいスープにすれば、糖質も抑えられます。

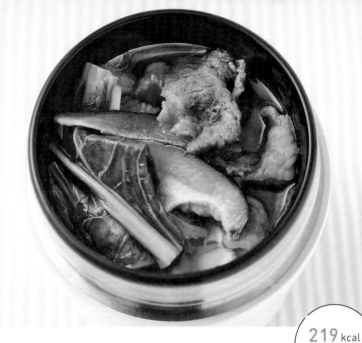

219 kcal
糖質 3.8g

ウーロン茶を使って本格派の味に！

牛肉と小松菜の
五香粉風味スープ
ウーシャンフェン

沸騰後すぐ ➡ 再沸騰 ➡ 保温30分以上

材料（1人分）

牛薄切り肉（5cm長さに切る）… 60g
小松菜（5cm長さに切る）… 1株
干ししいたけ（スライス）… 4〜6枚
ごま油 … 小さじ1
A | ウーロン茶（なければ麦茶や水）
　　… 200㎖
　　顆粒鶏がらスープの素 … 小さじ½
　　オイスターソース … 小さじ⅔
　　五香粉（あれば）… 少々

作り方

1 鍋にごま油を入れて中火で熱し、牛肉を加えて1分ほど炒める。

2 干ししいたけ、Aを加えて沸騰させる。

3 小松菜を加えて再沸騰したら火を止め、スープジャーに入れる。

やせPoint ダイエット中は栄養豊富な干ししいたけを常備して！

干ししいたけはしっかりだしが出るうえ、カリウムや食物繊維も豊富です。乾物なので保存がきき、生しいたけよりも効率よく栄養をとれるので、ダイエット中はぜひ常備しておきましょう。

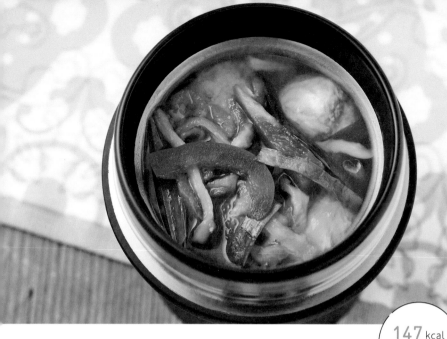

147 kcal
糖質6.1 g

切り干し大根の食感がよいアクセント

切り干し大根の鶏だんごスープ

沸騰後3分 ➡ 再沸騰 ➡ 保温30分以上

材料（1人分）

鶏ひき肉（むね）… 60g

切り干し大根（水で洗い、
　2cm長さに切る）… 7g

にら（または水菜）… 2～3本（8g）

赤パプリカ（長さを半分に切り、
　細切り）… 1cm

A　水 … 200㎖
　顆粒鶏がらスープの素 … 小さじ½
　しょうゆ … 小さじ½
　こしょう … 少々
　にんにく（またはしょうが／
　　すりおろし）… 小さじ¼

水溶き片栗粉 … 片栗粉小さじ½ ＋
　水小さじ2

粉山椒（あれば）… 少々

作り方

1 鍋に切り干し大根、Aを入れて中火で沸騰させ、ひき肉を一口サイズに丸めながら加えていき、蓋をして2～3分煮る。

2 にら、パプリカを加えて再沸騰したら火を止め、スープジャーに入れる。

＊適宜ラー油を加えてもOK！

やせPoint　脂質の少ない鶏ひき肉で旨みたっぷりのスープに

鶏ひき肉は、低脂質で糖質量がなんと0g。肉だんごにするときは、つなぎを使わずに丸めるだけでOK。切り干し大根と彩り野菜をプラスすれば、食感、栄養ともに満点スープになります。

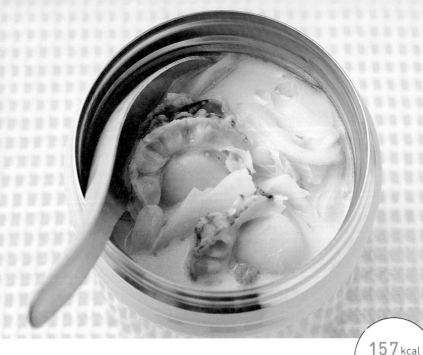

157kcal
糖質10.4g

ほたての旨みとクリーミーな味わいがたまらない！

ベビーほたてと白菜の ミルクスープ

沸騰後1分 ➡ 保温30分以上

材料（1人分）

蒸しベビーほたて … 4個
白菜（1cm幅、4cm長さに切る）… ⅓枚
長ねぎ（斜め薄切り）… ⅙本
ごま油 … 小さじ½
A｜水 … 100㎖
　｜牛乳 … 100㎖
　｜顆粒鶏がらスープの素 … 小さじ1
　｜オイスターソース … 小さじ½
　｜しょうが（すりおろし）… 小さじ½
　｜こしょう … 少々
　｜水溶き片栗粉 … 片栗粉小さじ½＋少量の水

作り方

1 鍋にごま油を入れて中火で熱し、白菜、長ねぎを加えて1分ほど炒める。

2 ほたて、Aを加えて吹きこぼれに気をつけながら、一度沸騰させ、1分ほど煮たらスープジャーに入れる。

やせPoint **白菜でボリューム＆満腹感をアップ**

白菜は野菜のなかでもとくに糖質が低いので、たっぷり食べても安心です。ベビーほたては、お手ごろ価格で手に入り、手軽に使えて旨みたっぷりなので、スープの具材として優秀です。

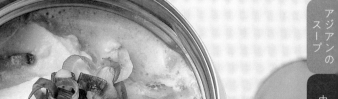

蓋をあけたら桜えびの香りがふわっと漂う

桜えびと豆腐の
豆乳スープ

100kcal
糖質7.1g

沸騰後1分 ➡ 保温30分以上

材料（1人分）

絹ごし豆腐 … 50g

もやし … 50g

長ねぎ（薄い小口切り）… 5cm（15g）

桜えび … ひとつまみ（1g）

A　水・豆乳 … 各100ml
　　顆粒鶏がらスープの素 … 小さじ1
　　オイスターソース … 小さじ½
　　こしょう … 少々

酢 … 小さじ1

小ねぎ（小口切り）… 適量

作り方

1 鍋に豆腐、もやし、長ねぎ、桜えび、Aを入れて中火で沸騰させ、火加減を調節して吹きこぼれに気をつけながら、1分ほど煮る。豆腐をヘラで粗く4等分に崩し、酢を加える。

2 スープジャーに入れ、小ねぎをのせる。

やせPoint　**ツルリと食べやすい絹ごし豆腐で美肌効果♪**

たんぱく質が豊富な豆腐は、木綿と絹ごしがありますが、絹ごしは口あたりがやさしく、ツルリと食べやすいのが特徴。豆乳と組み合わせれば、美肌効果や、骨の補強のサポートにも。

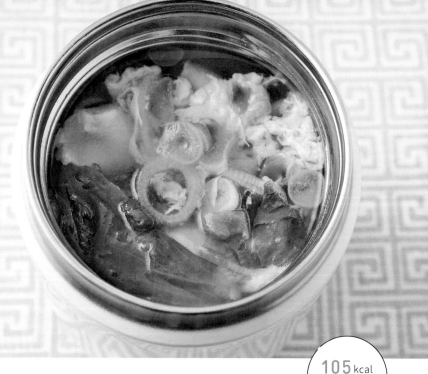

シャキシャキレタスの食感がクセになる

レタスとザーサイの卵スープ

沸騰後すぐ ➡ 再沸騰 ➡ 保温30分以上

材料 (1人分)

卵 (溶きほぐす) … 1個
ザーサイ (粗く刻む) … 大さじ1 (7g)
レタス (ちぎる) … 1枚
長ねぎ (薄い小口切り) … 5cm
A | 水 … 200㎖
　 | 顆粒鶏がらスープの素 … 小さじ1弱
　 | しょうゆ … 小さじ⅓
　 | ごま油 … 小さじ⅓
　 | こしょう … 少々

作り方

1 鍋にAを入れて中火で沸騰させ、卵を回し入れる。

2 卵がふわっと浮いてきたらひと混ぜし、ザーサイ、レタス、長ねぎを加えて再沸騰させ、スープジャーに入れる。

やせPoint **ザーサイは少量でしっかり味がついて◎**

中国料理の定番漬物のザーサイは、歯応えがとてもよく、旨みが濃いのが特徴。スープに少量加えるだけで、グッと本格的な中華風スープに。具材が少なくても満足感が得られます。

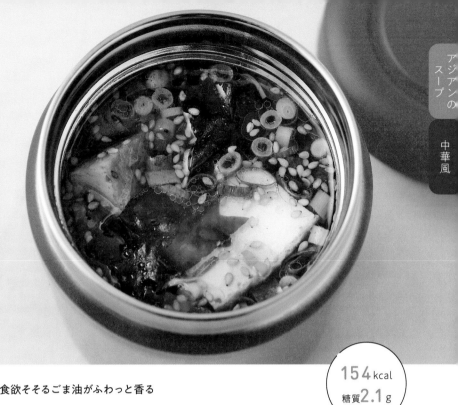

食欲そそるごま油がふわっと香る

厚揚げと小ねぎの わかめスープ

154 kcal
糖質 2.1 g

沸騰後1分 ➡ 保温30分以上

材料 (1人分)

厚揚げ (3cm幅、1cm厚さに切る) … 80g

わかめ (乾燥) … ひとつまみ (1g)

小ねぎ (小口切り) … 1本

A　水 … 200㎖

　　顆粒鶏がらスープの素 … 小さじ1

　　しょうゆ … 小さじ½

　　ごま油 … 小さじ⅓

　　こしょう … 少々

　　白いりごま … 小さじ½

作り方

1 鍋に厚揚げ、わかめ、Aを入れて中火で沸騰させる。

2 蓋をして1分ほど煮たら、小ねぎを加え、スープジャーに入れる。

やせPoint　**厚揚げはダイエットにおすすめの食材!**

食べ応えがある厚揚げは木綿豆腐を揚げたもの。同じ重量で比較するとカロリーは高くなりますが、糖質量だけを見れば、揚げる前よりも低く、良質な植物性たんぱく質も豊富です。

キムチチゲ風スープ

大豆もやしを使うことで本格的な仕上がりに。
ピリ辛味の豚肉が後引くおいしさ！

206kcal
糖質6.7g

材料（1人分）

豚こま切れ肉 … 30g
木綿豆腐（または絹ごし豆腐／
　4等分に切る）… 100g
長ねぎ（またはにら1本／斜め薄切り）
　… ¼本
大豆もやし … 50g
A｜水 … 200mℓ
　｜白菜キムチ … 20g
　｜コチュジャン … 小さじ½
　｜顆粒鶏がらスープの素 … 小さじ1弱
　｜白すりごま … 小さじ1
　｜しょうゆ … 少々

作り方

1 鍋に豚肉、豆腐、長ねぎ、大豆もやし、Aを入れて、中火で沸騰させ、蓋をして1分ほど、豚肉の色が変わるまで煮る。

2 スープジャーに入れる。

＊Aのコチュジャンがなければ、代わりにしょうゆを小さじ¼程度にして味を調整してもOK。あさりなどを入れるとさらにコクがアップします。あさりを入れるときは口が開くまでしっかり加熱してからスープジャーに移して。

やせPoint

発酵食品のキムチで
アミノ酸をとり入れて！

キムチなどの発酵食品を摂取することで、アミノ酸による体脂肪を燃焼する効果や、乳酸菌による整腸作用が期待できます。それによって得られるダイエット効果も期待大。ただし、キムチは塩分が強いので、体にいいからといって食べ過ぎはNG。スープの具材＆調味料として使い、塩分を抑えましょう。

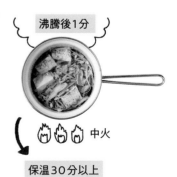

沸騰後1分

中火

保温30分以上

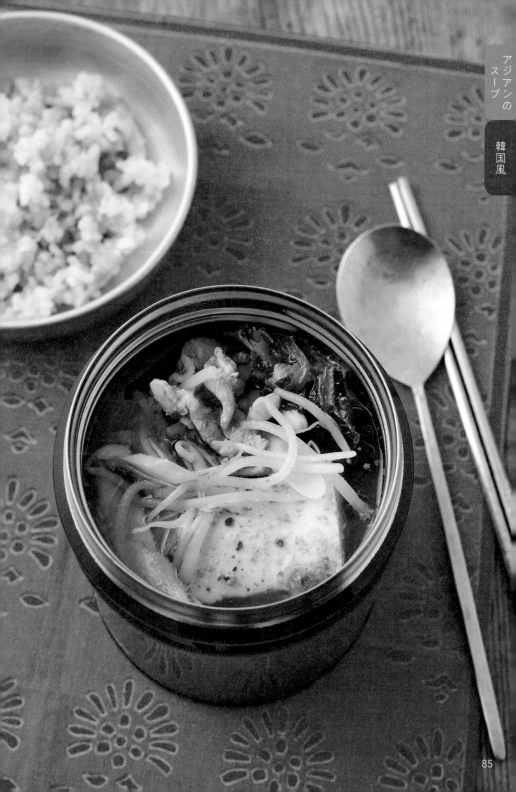

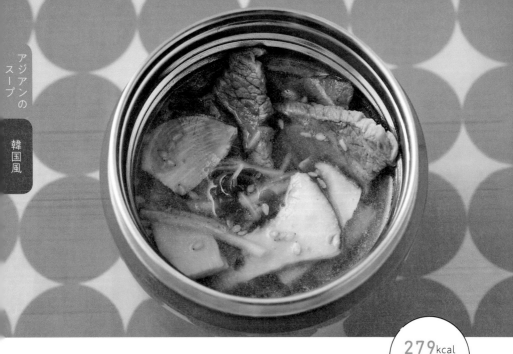

279kcal
糖質2.7g

にんにくの香りがたまらない！

牛肉とクレソンの
にんにくスープ

沸騰後2分 ➡ 再沸騰 ➡ 保温30分以上

材料（1人分）

牛焼き肉用肉 … 3〜4枚（70g）
クレソン（4cm長さに切る）… 20g
エリンギ（長さを半分に切り、薄く切る）
　　… ½本
にんにく（芯を取り除いて、薄切り）
　　… 1かけ
ごま油 … 小さじ½
A　水 … 200mℓ
　　顆粒鶏がらスープの素 … 小さじ1
　　塩・こしょう … 各少々
　　白いりごま … 小さじ½

作り方

1 鍋にごま油を入れて中火で熱し、にんにく、エリンギ、牛肉を加えて1分ほど炒める。

2 Aを加えて沸騰させ、蓋をして2分ほど煮る。

3 クレソンを加えて再沸騰させ、スープジャーに入れる。

やせPoint **がっつりとした食材も、実はダイエット向き！**

旨みたっぷりの牛肉は糖質が低く、すぐに火が通るのであっという間にスープが完成！　にんにくとごま油のがっつりとした味つけがよく合います。エリンギの噛み応えも満腹中枢を刺激します。

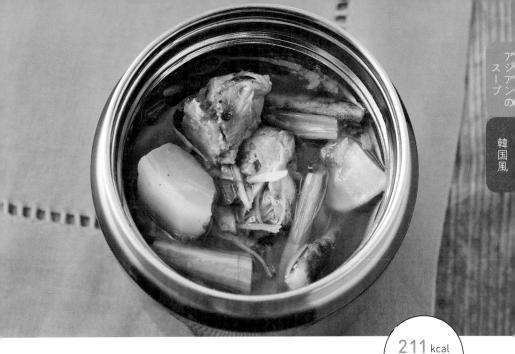

211 kcal
糖質 14.3 g

さば缶が缶汁ごと入って栄養満点!

たたきごぼうとさば缶の コチュジャンスープ

沸騰後1分 ➡ 保温30分以上

材料 (1人分)

さば水煮缶 … 小½缶 (70g)

ごぼう … 8cm

かぶ … ½個

しょうが (せん切り) … ⅙かけ

A　水 … 200㎖
　　顆粒鶏がらスープの素 … 小さじ½
　　コチュジャン … 大さじ1
　　にんにく (すりおろし) … 小さじ½

＊ごぼうの代わりにれんこん、かぶの代わりに大根を入れるのもおすすめです。

作り方

1 ごぼうは皮をこそげてさっと洗い、ビニール袋に入れめん棒などでたたく。食べやすい大きさに砕いたら、5cm長さに手でさく。かぶは皮をむいて、ビニール袋に入れめん棒などでたたく。かぶの葉は2cm長さに切る。

2 鍋に①、しょうが、汁ごとのさば缶、Aを入れて中火で沸騰させ、蓋をして1分ほど煮たら、スープジャーに入れる。

やせPoint　**骨ごと食べられる缶詰で、栄養たっぷりスープに**

さばは、下処理が面倒で臭いが気になるなどの理由でお弁当には敬遠されがち。缶詰なら下処理入らずでしかも骨ごと食べられるので栄養満点! しょうがのせん切りを加えれば臭みも抑えられます。

めかじきといんげんの
タイ風カレースープ

まろやかな甘みのココナッツミルクを使って、
シンプルだけど本格的なタイカレーを3分で！

357kcal
糖質7.8g

材料（1人分）

めかじき（切り身／4〜6等分に切り、
　薄力粉小さじ1をまぶす）…1切れ
さやいんげん（またはオクラ／3〜4
　等分に切る）…3本
玉ねぎ（薄切り）…⅙個
オリーブ油 … 小さじ½
A　水 … 100㎖
　　ココナッツミルク … 100㎖
　　カレー粉 … 小さじ1〜1½
　　ナンプラー … 小さじ1½

作り方

1 鍋にオリーブ油を入れて中火で
熱し、めかじき、さやいんげん、
玉ねぎを加えて1分ほど炒める。

2 Aを加えて中火で沸騰させ、吹
きこぼれに気をつけながら、蓋
をして2分ほど煮たら、スープ
ジャーに入れる。

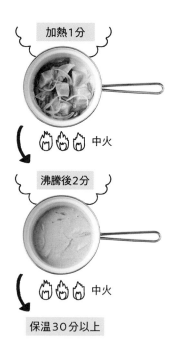

加熱1分

中火

沸騰後2分

中火

保温30分以上

やせPoint

甘みだけじゃない！
ココナッツミルクの効能

牛乳・豆乳に続く第3のミルクとして注目を
集めているココナッツミルクは、牛乳と比べ
ると強い甘みが特徴。糖質は牛乳より低い
ですが、脂肪分の含有量は牛乳より多いで
す。しかし、その脂肪分は中鎖脂肪酸とい
うもので、エネルギーになりやすく、脂肪燃
焼効果もありダイエット向きといえます。

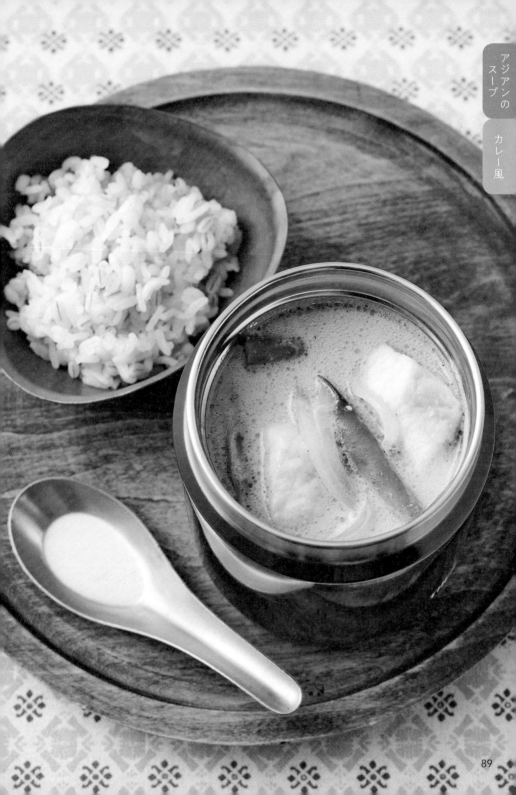

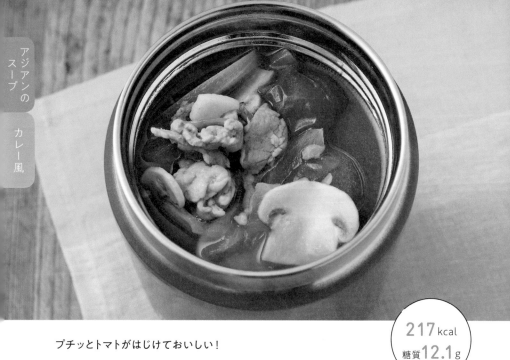

217 kcal
糖質 12.1 g

プチッとトマトがはじけておいしい！

豚肉とミニトマトの欧風カレースープ

沸騰後2分 ➡ 保温30分以上

材料（1人分）

豚こま切れ肉 … 40g
玉ねぎ（薄切り）… ⅛個
マッシュルーム（薄切り）… 2個
ミニトマト（ヘタを取る）… 6個
バター … 5g
A　水 … 200㎖
　　カレールウ（固形）
　　　… ½かけ（10g）
　　ウスターソース … 小さじ½

作り方

1 鍋にバターを入れて中火で熱し、豚肉、玉ねぎ、マッシュルーム、ミニトマトを加えて1分ほど炒める。

2 Aを加えて沸騰させ、ルウを溶かすようにときどき混ぜながら2分ほど煮て、スープジャーに入れる。

やせPoint　**カレールウを控えて、糖質量を抑える**

カレールウは糖質が少々多めなので、量を少なめにしてウスターソースでコクを補い、低糖質でスパイシーなカレースープに。サラサラしているほうがスープとしても飲みやすいので◎。

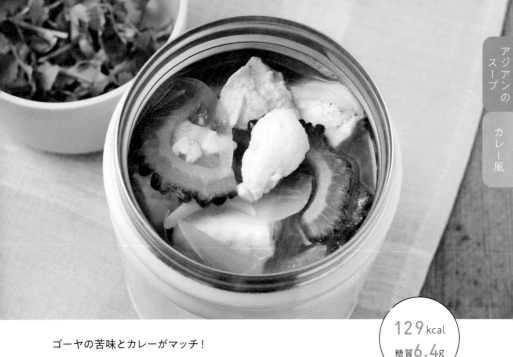

129 kcal

糖質 **6.4**g

ゴーヤの苦味とカレーがマッチ！

ゴーヤと豆腐の 和風カレースープ

沸騰後1分 ➡ 保温30分以上

材料（1人分）

ゴーヤ（種とワタを取り除き、5mm幅の半月切りにする。塩少々をふって軽くもみ、水で流して水けをきる）… 1/6本（50g）

玉ねぎ（薄切り）… 1/6個

木綿豆腐（崩す）… 70g

パクチー（3cm長さに切る／ラップなどに包んでおく）… 2本

バター … 5g

A｜水 … 200mℓ
　｜顆粒コンソメスープ・カレー粉 … 各小さじ1
　｜しょうゆ … 小さじ1/3
　｜にんにく（すりおろし）… 小さじ1/4

作り方

1 鍋にバターを入れて中火で熱し、ゴーヤ、玉ねぎを加えて1分ほど炒める。

2 豆腐、Aを加えて沸騰させ、1分ほど煮る。

3 スープジャーに入れ、食べるときにパクチーを加える。

＊桜えび、ベーコンなどを具に加えるのもおすすめです。

やせPoint　ゴーヤには血糖値を下げるうれしい効果が

ゴーヤの特徴である苦味成分は、「植物インスリン」と呼ばれるほど、血糖値を下げる効果があります。ビタミンCやカリウムも豊富なスーパー野菜。カレー味にすることで食べやすく。

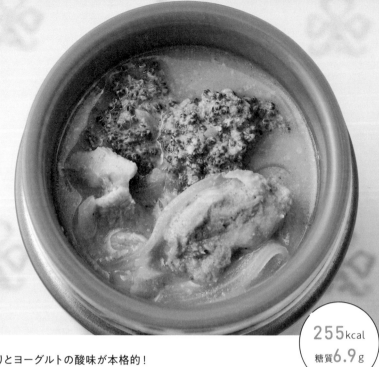

255kcal
糖質6.9g

ほんのりとヨーグルトの酸味が本格的!

鶏もも肉とブロッコリーのバターチキンカレースープ

材料（1人分）

沸騰後3分 ➡ 保温30分以上

鶏もも肉（皮と脂を取り除いて、
　　2cm角に切る）… 50g

玉ねぎ（薄切り）… ⅙個

ブロッコリー（小房に分ける）… 3房

A | バター … 8g
　| カレー粉 … 小さじ1½
　| プレーンヨーグルト … 大さじ2
　| 顆粒コンソメスープ … 小さじ¼
　| 塩 … 小さじ⅕
　| しょうが（すりおろし）… 小さじ½
　| 白すりごま … 大さじ1

B | 水 … 100㎖
　| 牛乳 … 大さじ2

作り方

1 鍋に鶏肉、玉ねぎ、Aを入れて中火で1分ほど炒め煮する。

2 ブロッコリー、Bを加えて沸騰させる。蓋をして2～3分煮て、スープジャーに入れる。

やせPoint　ダイエット中は鶏もも肉の皮と脂を取り除くのがポイント

鶏もも肉は糖質が0gですが、皮と脂を取ることでカロリーも大幅にカットできます。満足度の高いジューシーな鶏もも肉も、ひと手間をかけることがダイエットのポイントです。

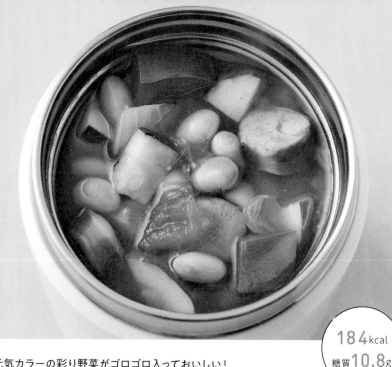

184 kcal
糖質 10.8g

元気カラーの彩り野菜がゴロゴロ入っておいしい!

大豆と夏野菜の
トマトカレースープ

材料（1人分）

大豆水煮 … 30g

ウィンナー（1cm角に切る）… 1本

ズッキーニ（1cm角に切る）… ⅛本

赤パプリカ（1cm角に切る）… ⅛個

玉ねぎ（1cm角に切る）… ⅛個

トマト（ざく切り）… ½個

オリーブ油 … 小さじ½

A | 水 … 150㎖
  | カレー粉 … 小さじ1
  | 顆粒コンソメスープ … 小さじ1

沸騰後3分 ➡ 保温30分以上

作り方

1 鍋にオリーブ油を入れて中火で熱し、ウィンナー、ズッキーニ、パプリカ、玉ねぎを1分ほど炒める。

2 大豆、トマト、**A**を加えて中火で沸騰させる。蓋をして2～3分煮て、スープジャーに入れる。

やせPoint **大豆が入っているから、スープだけで十分なボリューム**

「畑の肉」とも呼ばれる大豆をプラスすることで、栄養も食べ応えもグンとアップします。植物性たんぱく質をはじめ、大豆イソフラボン、カルシウムも豊富だから美容効果も期待できます。

93

パクチー好きにはたまらない！　エスニックなスープ

鶏ささみとキャベツの
パクチースープ

69kcal
糖質2.4g

沸騰後1分 ➡ 保温30分以上

材料（1人分）

鶏ささみ（1cm角に切る）… 1本
キャベツ（2cm四方に切る）… ½～1枚
パクチー（2cm長さに切る）… 2本
A｜水 … 200mℓ
　｜ナンプラー … 小さじ½
　｜オイスターソース … 小さじ½
　｜一味唐辛子 … 適量

作り方

1 鍋にささみ、キャベツ、Aを入れて中火で沸騰させ、蓋をして1分ほど煮る。

2 スープジャーに入れ、パクチーをのせる。

ハーブは食べるときに入れて、香りもしっかり楽しんで

シーフードミックスと
野菜のハーブスープ

79kcal
糖質8.5g

沸騰後1分 ➡ 保温30分以上

材料（1人分）

シーフードミックス … 40g
にんじん（5cm長さ、3mm幅の細切り）… ⅙本
じゃがいも（5cm長さ、3mm幅の細切り）… ¼個
なす（5mm厚さの半月切り）… ½本
A｜酒 … 小さじ1
　｜水 … 200mℓ
　｜ナンプラー … 小さじ½
ディル（ちぎる／ラップなどに包んでおく）
　… 適量（¼枝）
ミントの葉（ちぎる／ラップなどに包んでおく）
　… 適量（3～4枚）
レモン（くし形切り／ラップなどに包んでおく）
　… 1個

作り方

1 鍋にシーフードミックス、にんじん、じゃがいも、なす、Aを入れて中火で沸騰させ、蓋をして1分ほど煮る。

2 スープジャーに入れ、食べるときにディル、ミントの葉、レモンを入れる。

＊フレッシュハーブがなければドライハーブでも。またはパクチーでもOK。

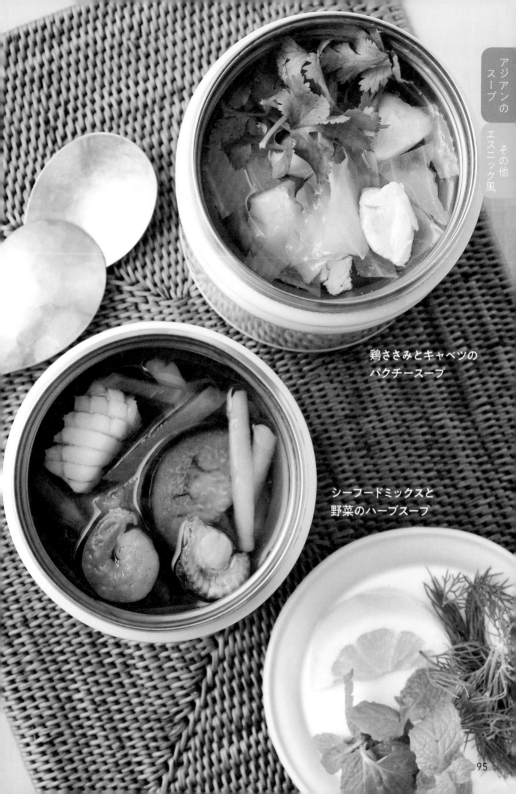

鶏ささみとキャベツの
パクチースープ

シーフードミックスと
野菜のハーブスープ

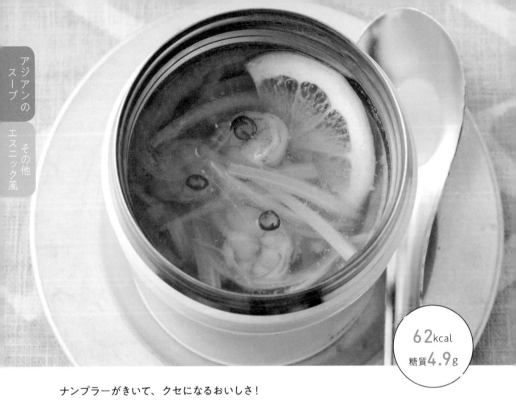

62kcal
糖質4.9g

ナンプラーがきいて、クセになるおいしさ！

えびとセロリの ナンプラースープ

沸騰後2分 ➡ 保温30分以上

材料（1人分）

むきえび … 30g
セロリ（せん切り）… ⅓本
玉ねぎ（薄切り）… ⅙個
A　水 … 200㎖
　　酒 … 小さじ1
　　ナンプラー … 小さじ1½
　　スイートチリソース（あれば）… 小さじ1
　　唐辛子の輪切り … 少々
レモンの輪切り（半月切り）… ½枚

作り方

1 鍋にえび、セロリ、玉ねぎ、Aを入れて中火で沸騰させ、蓋をして1〜2分、えびの色が変わるまで煮る。

2 スープジャーに入れ、レモンを加える。

やせPoint　セロリはマイナスカロリーという説も！

セロリはカロリーが低く、消化にかかるカロリー消費のほうが多いので、食べた分だけやせるという説も。スイートチリソース、ナンプラー、レモンで、爽やかなエスニック味に。

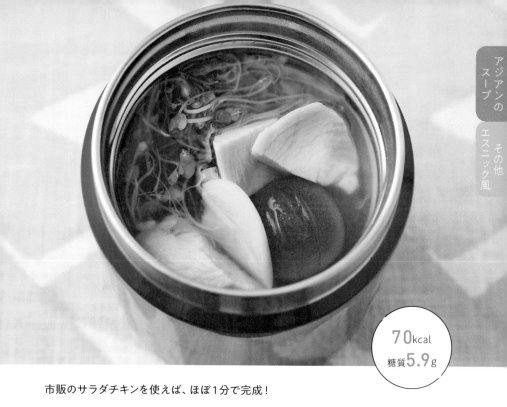

70kcal

糖質5.9g

市販のサラダチキンを使えば、ほぼ1分で完成！

サラダチキンとミニトマトの ガーリックスープ

沸騰後1分 ➡ 保温30分以上

材料（1人分）

サラダチキン（2～3等分の薄切り）… 40g

ミニトマト（ヘタを取る）… 4個

ブロッコリースプラウト … 10g

A｜にんにく（芯を取り除いて、薄切り）
　　… 1かけ
　　水 … 200㎖
　　顆粒鶏がらスープの素 … 小さじ⅓
　　ナンプラー … 小さじ½
　　砂糖 … ひとつまみ

作り方

1 鍋にサラダチキン、ミニトマト、Aを入れて中火で沸騰させ、蓋をして1分ほど煮る。

2 ブロッコリースプラウトを加え、スープジャーに入れる。

やせPoint　**栄養価の高さで大注目のブロッコリースプラウト**

ブロッコリースプラウトは、ブロッコリーの新芽のこと。ブロッコリーに比べ、免疫力を上げる
β-カロテンが多いのが特徴。ダイエット中はビタミン不足になりやすいので上手に取り入れて。

スープに合わせるめんのこと

Part4では、しらたきやはるさめ、低糖質タイプのショートパスタを使う「めん風」のレシピを紹介していますが、市販の糖質ゼロめんなども上手に利用しましょう。

丸めんタイプの糖質ゼロめん

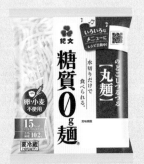

おからパウダーやこんにゃく粉を原材料とする糖質0g麺は、低カロリーで糖質ゼロ。丸めんタイプは中華めんに見立て、坦々スープなどの中華風スープに、パスタに見立てれば、クリーム系などの洋のスープにも合います。
糖質0g麺(丸麺タイプ)／紀文

平めんタイプの糖質ゼロめん

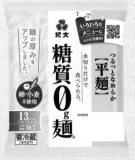

米めんなどの平たいアジアめんに見た目そっくりな糖質0g麺の平麺タイプ。ベトナムの米めん、フォーに見立ててエスニックスープに入れるほか、きしめんに見立てて和のみそ、しょうゆ、塩ベースのスープにもおすすめです。　糖質0g麺(平麺タイプ)／紀文

低糖質ショートパスタ

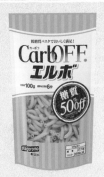

糖質50～85%オフのパスタも便利。デュラム小麦粉に小麦たんぱくなどを合わせて加工したタイプや、食物繊維とグルテンなどで加工したタイプなど種類もさまざま。トマト風スープやクリーム風スープによく合います。
CarbOFFエルボ／はごろもフーズ

☑ memo

**めんの代わりに使いたい
低カロリー食材**

しらたき

しらたきをめんの代わりにしても糖質オフできます。食べやすい大きさに切り、できれば炒めたり、一度ゆでたりしてから使うのがポイント。食物繊維が豊富なうえ、カロリー＆糖質ともにほぼゼロです。

はるさめ

はるさめも低カロリー食材なので、めんの代わりにおすすめ。ただし、糖質量は少し高めなので、分量は控えめに。クセのない味わいなので、さまざまな味のスープに合います。

＊「CarbOFF」は、はごろもフーズ株式会社の登録商標です。

やせる！

ごはん＆めん

のスープジャー弁当

胃の調子が悪いときや疲れているときに食べたくなる、おかゆや雑炊もスープジャーにおまかせ！　洋風のリゾットやスープパスタ、アジアン風のはるさめスープなど、これひとつで満腹になるラインナップです。

雑炊・おかゆ	リゾット	めん
P100-105	P106-111	P112-121

押し麦と鶏もも肉の
サムゲタン風雑炊

鶏肉の旨みが溶け出したスープに、
シンプルな味つけで素材の味を堪能できます

156 kcal
糖質 16.6 g

材料（1人分）

鶏もも肉（皮と脂を取り除いて、2cm角に
　切り、塩小さじ¼を揉み込む）… 50g
長ねぎ（斜め薄切り）… ⅓本
にんにく（芯を取り除いて、薄切り）
　… 1かけ
押し麦 … 20g（約大さじ2）
A ｜ 水 … 200㎖
　｜ しょうが（すりおろし）… 小さじ½
　｜ 酒 … 小さじ1
松の実・クコの実（あれば）… 各適量

作り方

1 鍋に鶏肉、長ねぎ、にんにく、押し麦、Aを入れて、中火で沸騰させ、吹きこぼれに気をつけながら、蓋をして3分ほど煮る。

2 スープジャーに入れ、松の実、クコの実をのせる。

やせPoint

押し麦には
食物繊維がたっぷり！

押し麦は、大麦を平たく加工したもので、腸内を刺激してくれる不溶性食物繊維と、満腹感を与え、血糖値の上昇を緩やかにしてくれる水溶性食物繊維の両方を豊富に含んでいます。少量でも満腹感を得やすいので、ダイエット中で便秘気味の人におすすめ。スープジャーならほかの具といっしょに加えるだけで手軽に使えます。

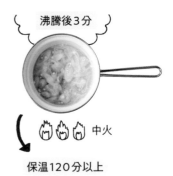

沸騰後3分

中火

保温120分以上

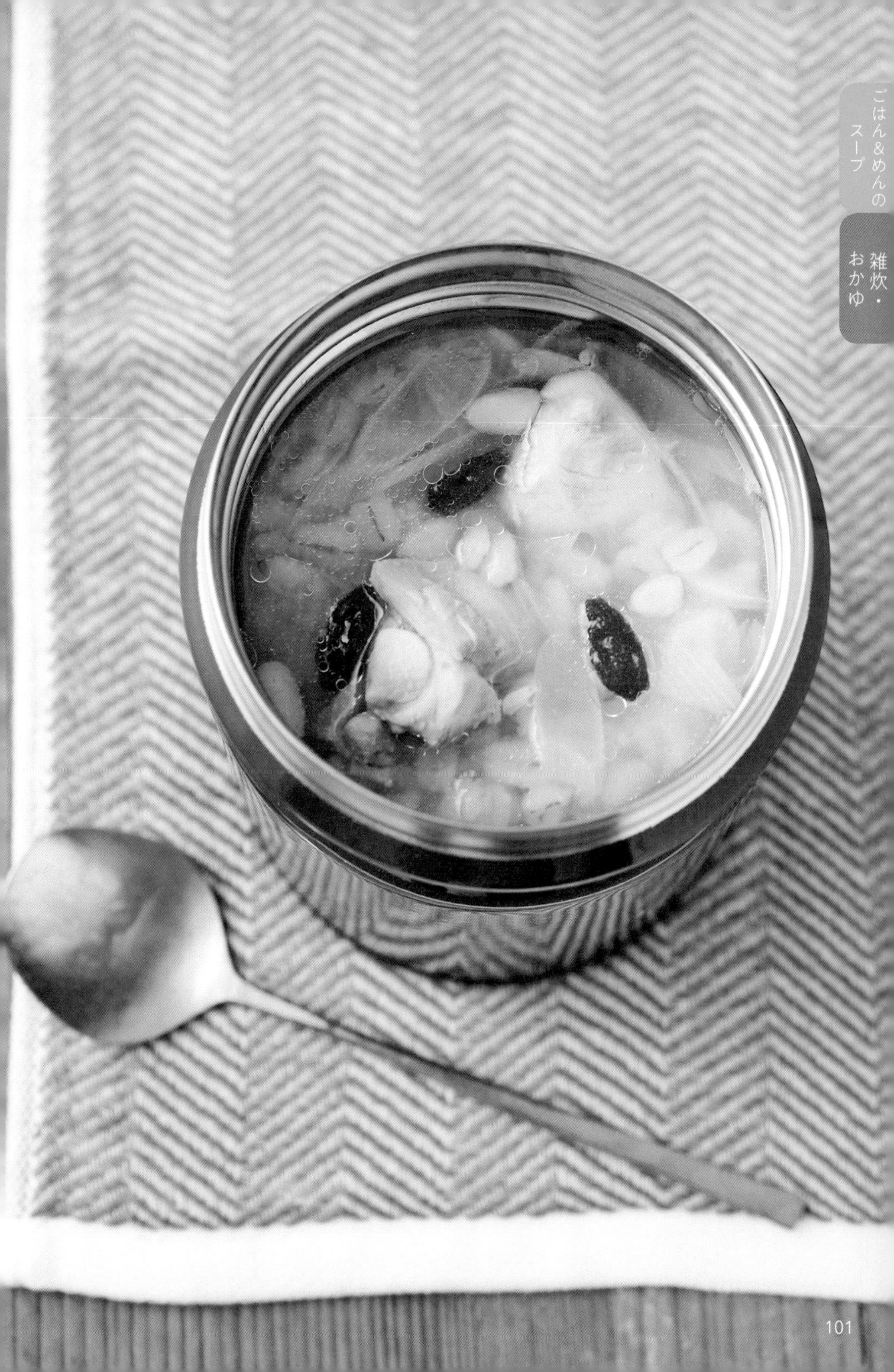

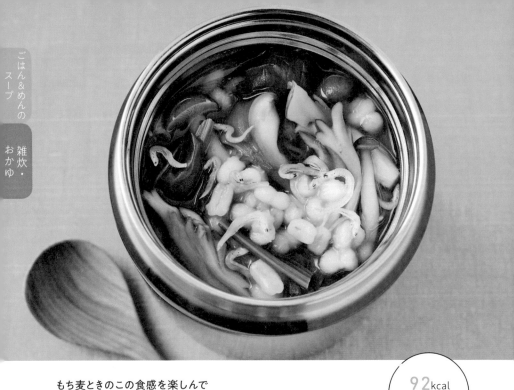

もち麦ときのこの食感を楽しんで

もち麦ときのこの じゃこ雑炊

92kcal
糖質**14.9**g

沸騰後2分 ➡ 再沸騰 ➡ 保温120分以上

材料（1人分）

しめじ（石づきを切り落とし、ほぐす）
　…30g
まいたけ（小さくほぐす）… 20g
もち麦 … 20g（約大さじ1½）
ほうれん草（2cm幅に切る）… 2本
じゃこ … 大さじ1（4g）
A　だし汁 … 200mℓ
　　しょうゆ … 少々（小さじ¼）

作り方

1 鍋にしめじ、まいたけ、もち麦、Aを入れて中火で沸騰させ、吹きこぼれに気をつけながら、蓋をして1〜2分煮る。

2 ほうれん草、じゃこを加えて軽く混ぜ、再沸騰したらスープジャーに入れる。

やせPoint **糖の吸収を抑えてくれるもち麦のうれしい効能**

もち麦に含まれるβ-グルテンには、糖の吸収を抑える効果があります。また食物繊維も多く、糖質オフダイエット向きの食材です。プチプチとした食感も満足感をアップ。

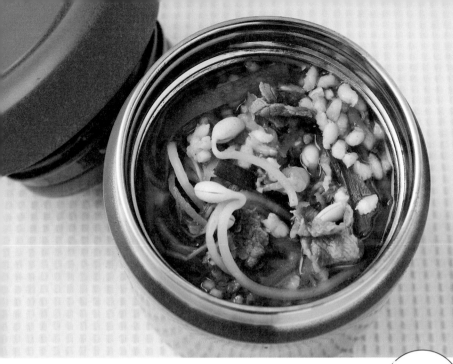

辛みのある牛肉のスタミナスープごはん

発芽玄米と牛肉の
ユッケジャン風雑炊

232kcal
糖質23.6g

沸騰後2分 ➡ 保温120分以上

材料 (1人分)

牛こま切れ肉 (食べやすい大きさに切る) … 40g

大豆もやし … 30g

にんじん (せん切り) … 10g

発芽玄米 (または早炊き玄米) … 20g (約大さじ2)

にら (3cm長さに切る) … 2本

A │ 水 … 200ml
　│ しょうゆ … 小さじ½
　│ コチュジャン … 小さじ2
　│ にんにく (すりおろし) … 小さじ¼
　│ 顆粒鶏がらスープの素 … 小さじ½

作り方

1 鍋に牛肉、大豆もやし、にんじん、発芽玄米、Aを入れて中火で沸騰させ、吹きこぼれに気をつけながら、蓋をして1~2分煮る。

2 にらを加え、スープジャーに入れる。

やせPoint **大豆イソフラボンが豊富な大豆もやしは女性におすすめ**

大豆もやしは豆がついているので、緑豆もやしなどよりも食べ応えがあります。また、女性ホルモンと似た働きをする大豆イソフラボンもとれるので、女性はとくに取り入れたい食材です。

103

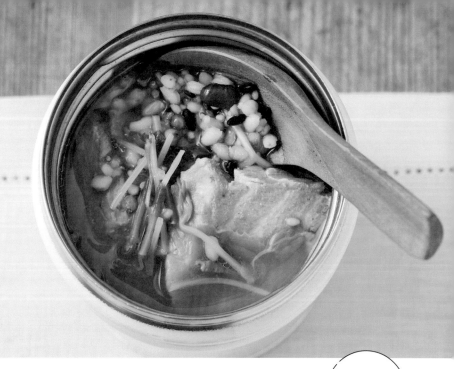

ホッとするやさしい味わいのおかゆ

鮭と豆苗の雑穀米かゆ

173 kcal
糖質 18.3 g

沸騰後2分 ➡ 再沸騰 ➡ 保温120分以上

材料（1人分）

生鮭（皮を取り除く）… ½切れ
白米 … 15g（約大さじ2）
雑穀ミックス … 10g（約大さじ1）
豆苗（3cm長さに切る）… ⅛パック（15g）
A 水 … 200mℓ
　 塩 … 小さじ⅕

作り方

1 鍋に鮭、白米、雑穀ミックス、Aを入れて中火で沸騰させ、吹きこぼれに気をつけながら、蓋をして2分ほど煮る。

2 豆苗を加え、蓋をして再沸騰させ、スープジャーに入れる。

やせPoint **白米は雑穀ミックスとブレンドして、血糖値の急上昇を抑える**

白米に雑穀ミックスをブレンドすることで、血糖値の上昇を緩やかにする効果がアップします。白米だけで食べるより、太りにくい体づくりに繋がります。

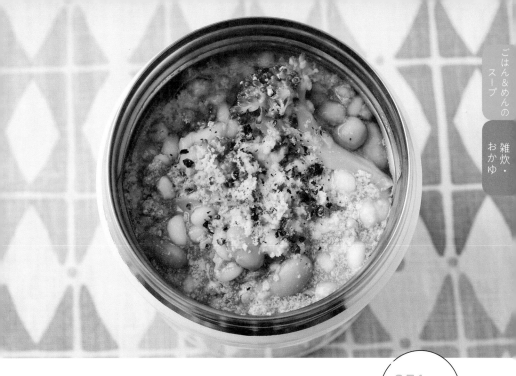

豆乳とみそでまろやか＆コクのある仕上がり

もち麦と大豆の
豆乳みそ雑炊

251 kcal
糖質 16.8g

沸騰後2分 ➡ 再沸騰 ➡ 保温120分以上

材料（1人分）

豚ひき肉 … 40g
もち麦 … 20g（約大さじ1½）
大豆水煮 … 30g
ブロッコリー（小房に分ける）… 2房
水 … 150㎖
A　豆乳 … 50㎖
　　みそ … 小さじ1
　　しょうゆ … 小さじ¼
　　しょうが（すりおろし）… 小さじ¼
ブラックペッパー … 適量

作り方

1 鍋にひき肉、もち麦、大豆、水を入れて中火で沸騰させ、吹きこぼれに気をつけながら、蓋をして2分ほど煮る。

2 ブロッコリー、Aを加えて再沸騰させ、スープジャーに入れてブラックペッパーをふる。

やせPoint　**お腹をしっかり満たすダイエットは、食材選びから**

糖質がほぼゼロの豚ひき肉、大豆イソフラボンが豊富な大豆、糖質が低くビタミンCが豊富なブロッコリー、食物繊維が豊富なもち麦の組み合わせ。おいしくて腹持ちもよく大満足の一品に。

105

シーフードミックスと
アスパラの
もち麦チーズリゾット

141 kcal
糖質15.1 g

シーフードの旨み、アスパラの歯応え、もちもち食感のもち麦。
噛み応えのある食材を使って、しっかり噛めるリゾットに

材料 (1人分)

シーフードミックス … 40g

もち麦 … 20g（約大さじ1½）

グリーンアスパラガス (根の硬い部分は
　皮をむき、3cm長さの斜め切り) … 1本

A　水 … 200ml
　　白ワイン (なければ酒) … 小さじ1
　　顆粒コンソメスープ … 小さじ½

粉チーズ … 大さじ1

作り方

1 鍋にシーフードミックス、もち麦、アスパラガス、Aを入れて、中火で沸騰させ、吹きこぼれに気をつけながら、蓋をして1〜2分煮る。

2 スープジャーに入れ、粉チーズをふる。

やせPoint

もちもちした食感のもち麦で
満腹感のあるランチに

リゾットは、雑炊のようにやわらかく、するりと食べやすいイメージかもしれませんが、ダイエット中は噛むことを意識するのが大切。もち麦は噛み応えがあり、しっかり咀嚼することで消化吸収を高めたり、満腹中枢を刺激して、食べ過ぎを抑制したりする効果も。低糖質でよく噛める食材も加え、噛むことを促しましょう。

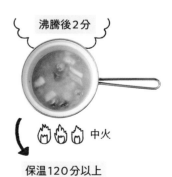

沸騰後2分

中火

保温120分以上

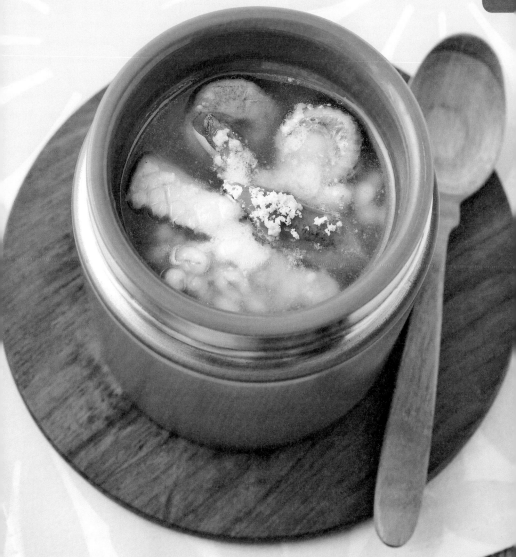

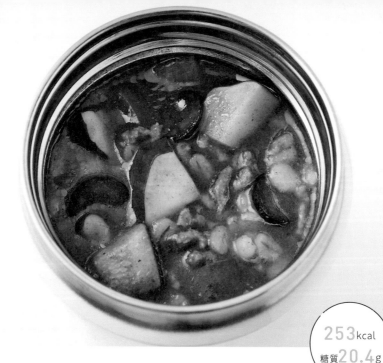

253kcal
糖質20.4g

トマトジュースを使って簡単にできる！

合いびき肉と押し麦のトマトリゾット

沸騰後2分 ➡ 保温120分以上

材料（1人分）

合いびき肉 … 40g

ズッキーニ（1cm角に切る）… 3cm

玉ねぎ（1cm角に切る）… ⅛個

押し麦 … 20g（約大さじ2）

A｜ トマトジュース（無塩）… 100㎖
水 … 150㎖
顆粒コンソメスープ … 小さじ½
にんにく（すりおろし）… 小さじ⅓
オールスパイス（あれば／
　またはブラックペッパー）… 少々

オリーブ油 … 小さじ1

ブラックオリーブ（種なし／輪切り）… 2粒（6g）

作り方

1 鍋にひき肉、ズッキーニ、玉ねぎ、押し麦、Aを入れて中火で沸騰させ、吹きこぼれに気をつけながら、蓋をして1〜2分加熱する。

2 スープジャーに入れ、オリーブ油、ブラックオリーブを加える。

やせPoint **トマトジュースで、手軽にイタリアン風リゾットを**

トマトの代わりにトマトジュースを利用しても、リコピンやカリウムといった栄養をとることができます。スープのベースとしても便利なので、ぜひ取り入れてみて。

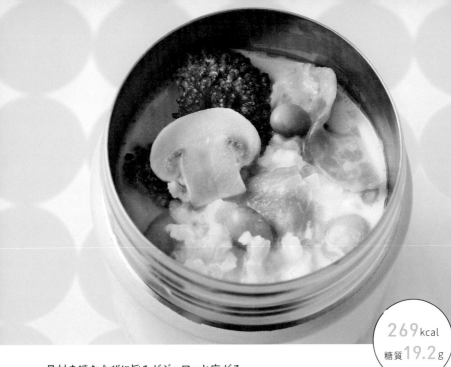

269 kcal
糖質 19.2 g

具材を噛むたびに旨みがジュワッと広がる

具だくさんクリームリゾット

沸騰後2分 ➡ 保温120分以上

材料（1人分）

ベーコン（1cm幅に切る）… 1枚
玉ねぎ（粗みじん切り）… ⅛個
マッシュルーム（薄切り）… 1個
ブロッコリー（小房に分ける）… 2房
白米 … 15g（約大さじ1½）
大豆水煮 … 15g
バター … 5g
A　水 … 100㎖
　　牛乳 … 100㎖
　　白ワイン（なければ酒）… 小さじ1
　　顆粒コンソメスープ … 小さじ½
　　塩・こしょう … 各少々

作り方

1 鍋にバター、ベーコン、玉ねぎ、マッシュルーム、ブロッコリー、白米を入れて中火で1分ほど炒める。

2 大豆、Aを加えて沸騰させ、吹きこぼれに気をつけながら、蓋をして1～2分煮てスープジャーに入れる。

やせPoint　旨みがあるベーコンやマッシュルームを使って

ベーコンやマッシュルームといった旨み食材は、スープのおいしさをアップすることはもちろん、噛み応えがあるので食べたときの満足度も上がります。大豆やブロッコリーも噛むことを促す食材です。

109

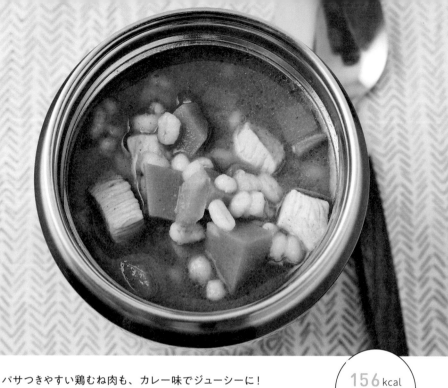

パサつきやすい鶏むね肉も、カレー味でジューシーに！

もち麦のカレー風味リゾット

156 kcal
糖質 18.9 g

沸騰後2分 ➡ 保温120分以上

材料 (1人分)

鶏むね肉 (または鶏もも肉／皮と脂を
　取り除き、1cm角に切る) … 30g
にんじん (1cm角に切る) … 20g
玉ねぎ (8mm角に切る) … ⅛個
もち麦 … 20g (約大さじ1½)
オリーブ油 … 小さじ½
A 水 … 200㎖
　カレー粉 … 小さじ1
　トマトケチャップ … 小さじ1
　顆粒コンソメスープ … 小さじ½

作り方

1 鍋にオリーブ油、鶏肉、にんじん、玉ねぎ、もち麦を入れて中火で1分ほど炒める。

2 Aを加えて煮立て、吹きこぼれに気をつけながら、蓋をして1〜2分煮てスープジャーに入れる。

やせPoint **カレー風味のしっかり味で大満足！**

ダイエット中は減塩が基本ですが、物足りなさを感じてしまうときは、カレー粉とトマトケチャップでしっかり味のスープがおすすめ。糖質が高めのトマトケチャップも少量なら使ってOKです。

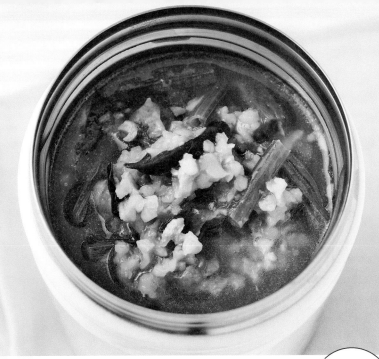

バジルの香り、くるみの食感がアクセント！

217 kcal
糖質 16.2g

ほうれん草とチーズの
ジェノベーゼ風玄米リゾット

材料（1人分）

沸騰後1分 ➡ 保温120分以上

ほうれん草（2cm長さに切る）… 1株
発芽玄米（または早炊き玄米）… 20g（約大さじ2）

A │ 水 … 200mℓ
　　│ 顆粒コンソメスープ … 小さじ½
　　│ にんにく（すりおろし）… 小さじ½

B │ バジル（ちぎる）… 4〜5枚
　　│ ブラックペッパー … 少々
　　│ 粉チーズ … 大さじ1
　　│ くるみ（粗く刻む）… 10g
　　│ オリーブ油 … 小さじ1

作り方

1 鍋に発芽玄米、**A**を入れて中火で沸騰させる。

2 ほうれん草、**B**を加えて混ぜ、吹きこぼれに気をつけながら、蓋をして1分ほど煮てスープジャーに入れる。

やせPoint　栄養満点の発芽玄米は、食事のバランスをととのえてくれる

発芽玄米は、ストレス軽減作用のあるGABAが豊富です。また、血糖値の上昇を緩やかにする効果があるので、血糖値のコントロールにも有効な食材です。

しらたきとたらこの
スープめん風

しらたきならスープに入れても伸びないから
時間が経ってもおいしい！　スープジャーとの相性抜群

155 kcal
糖質 7.0 g

材料（1人分）

しらたき（洗って水けをきり、
　3～4等分長さに切る）… 100g
チンゲン菜（3cm長さに切る）… 1株
たらこ（薄皮からほぐす）… 20g
バター … 5g
A ┃ 水 … 100㎖
　┃ 牛乳 … 100㎖
　┃ 顆粒コンソメスープ … 小さじ½
　┃ しょうゆ … 小さじ¼
　┃ こしょう … 少々

作り方

1 鍋にバター、しらたきを入れて、中火で1分ほど炒める。

2 Aを加えて沸騰させ、チンゲン菜、たらこの順に加えて、吹きこぼれに気をつけながら再沸騰させ、スープジャーに入れる。

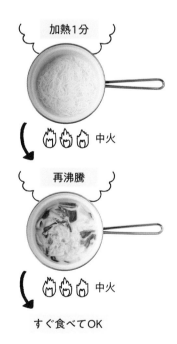

加熱1分

🔥🔥🔥 中火

再沸騰

🔥🔥🔥 中火

すぐ食べてOK

やせPoint

しらたきを使って
糖質オフレシピに！

小麦粉を使っためんの代わりにしらたきを使えば大幅に糖質オフできます。しらたきはめんと違って伸びないので、時間が経ってもおいしさがそのままなのもうれしいところ。また、不溶性食物繊維を多く含むので、スープといっしょに食べることで、お腹の中でしらたきがふくらみ、満腹感を得られやすくなります。

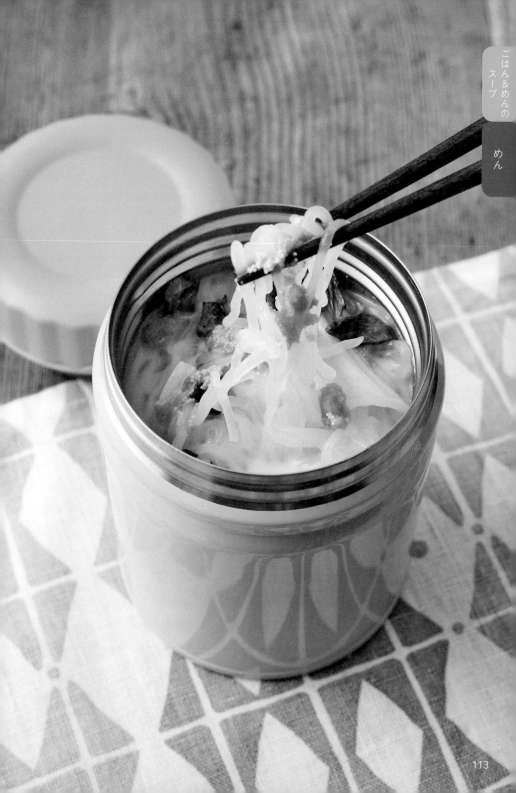

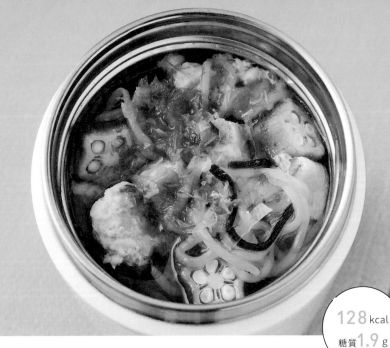

128 kcal
糖質 1.9 g

塩昆布の塩けと旨みがほどよく溶け込んでおいしい

しらたきと鶏ひき肉の
スープめん風

沸騰後1分 ➡ 保温10分以上

材料 (1人分)

しらたき (洗って水けをきり、
　3〜4等分長さに切る)… 100g
鶏ひき肉 (または鶏むね肉のそぎ切り)… 40g
油揚げ (5mm幅に切る)… 2cm
オクラ (1cm厚さの輪切り)… 2本
塩昆布 … ひとつまみ
削り節 … 適量 (1g)
ごま油 … 小さじ⅓
A｜だし汁 … 200㎖
　｜しょうゆ … 小さじ1
　｜しょうが (すりおろし)… 小さじ⅓

作り方

1 鍋にごま油、しらたき、ひき肉、
油揚げを入れ、中火で1分ほど、
ひき肉が小さなかたまりになる
ように焼きつけながら炒める。

2 Aを加えて沸騰させ、1分ほど
煮る。オクラ、塩昆布、削り節
を加えて火を止め、スープジャ
ーに入れる。

＊粉山椒をかけてもおいしい。

やせPoint　低糖質な油揚げで旨みとコクをプラス

薄く切った豆腐を揚げて作る油揚げは、脂質が多いですが、低糖質でコクが出るので、満足感のアッ
プに役立ちます。手軽に使える低糖質食品として、とても便利です。

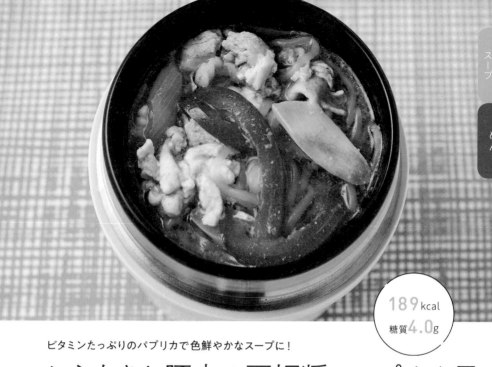

189 kcal
糖質 4.0 g

ビタミンたっぷりのパプリカで色鮮やかなスープに！

しらたきと豚肉の豆板醤スープめん風

材料（1人分）

しらたき（よく洗って水けをきり、
　3～4等分長さに切る）… 100g
豚薄切り肉（4cm長さに切る）… 40g
長ねぎ（斜め薄切り）… 5cm
パプリカ（長さを半分に切り、
　5mm幅に切る）… 2cm
卵（溶きほぐす）… ½～1個
ごま油 … 小さじ½
A　水 … 200㎖
　　にんにく（すりおろし）… 小さじ⅓
　　オイスターソース … 小さじ1½
　　豆板醤 … 小さじ½
　　白すりごま … 小さじ1

沸騰後2分 ➡ 保温30分以上

作り方

1 鍋にごま油、しらたき、豚肉、長ねぎを入れて中火で1分ほど炒める。

2 A、パプリカを加えて沸騰させ、卵を回し入れ、蓋をして1～2分煮る。卵がふわっと浮いてきたらスープジャーに入れる。

やせPoint　具だくさんだけど、すべて糖質の低い食材だから安心

このスープに入れている材料はすべて低糖質食材です。具だくさんで食べ応えもあり、大満足のスープです。ごまを加えることで、ミネラルとビタミンもプラスされます。

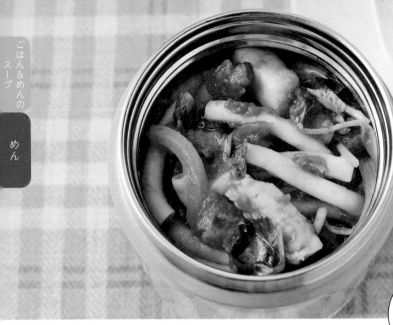

283kcal

糖質15.9g

いかの噛み応え抜群で、満腹感も得られやすい！

いかとクレソンのトマトクリームスープパスタ

沸騰後1分 ➡ 再沸騰 ➡ 保温30分以上

材料（1人分）

冷凍カットいか（洗って水けを拭く）…30g
玉ねぎ（薄切り）… 1/8個
クレソン（3cm長さに切る）… 2～3本
低糖質ショートパスタ … 30g
A｜ 水 … 150ml
　｜ トマト水煮缶 … 150ml
　｜ 生クリーム（なければ牛乳）
　｜　 … 大さじ1 1/2
　｜ 顆粒コンソメスープ … 小さじ1/2
　｜ ブラックペッパー … 少々
オリーブ油 … 小さじ1

作り方

1 鍋にいか、玉ねぎ、パスタ、Aを入れて中火で沸騰させ、蓋をして1分ほど煮る。

2 クレソンを加えて再沸騰させ、スープジャーに入れてオリーブ油を加える。

＊オリーブ油でいかと野菜を炒めてから煮てもOK。最後に加える油は、お好みで亜麻仁油やえごま油などでも。さらに粉チーズをふればコクがアップします。

やせPoint　**いかは低糖質なうえに噛み応えがあって◎**

いかは低糖質で、しっかりとした噛み応えがあり、ダイエット向きの食材。冷凍カットいかを使えば、下ごしらえも必要なく、手軽に使えるのでおすすめです。

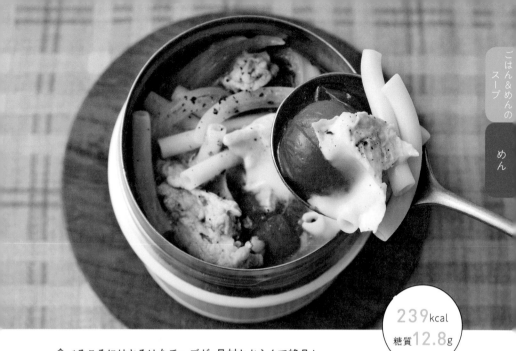

239kcal
糖質12.8g

食べるころにはとろけたチーズが、具材とからんで絶品!

豚肉とカマンベールの
コンソメスープパスタ

沸騰後1分 ➡ 保温30分以上

材料 (1人分)

豚薄切り肉 (しゃぶしゃぶ用／
　大きければ半分に切る) … 40g
玉ねぎ (薄切り) … ¼個
ミニトマト (ヘタを取る) … 4個
低糖質ショートパスタ … 20g
バター … 5g
A　水 … 200㎖
　　顆粒コンソメスープ … 小さじ½
カマンベールチーズ … ⅛個
ブラックペッパー … 適量

作り方

1 鍋にバター、豚肉、玉ねぎを入れて中火で1分ほど炒める。

2 ミニトマト、パスタ、Aを加えて沸騰させ、蓋をして1分ほど煮る。

3 スープジャーに入れ、カマンベールチーズ、ブラックペッパーをのせる。

やせPoint　**糖質が低いチーズをトッピングして満足度アップ**

チーズは糖質が低く、コクがあるのであっさりとしたスープのトッピングに最適です。カマンベールチーズのほかに、ピザ用チーズなども溶けやすくて便利。

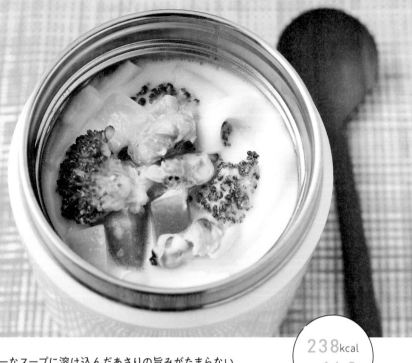

238kcal
糖質14.0g

クリーミーなスープに溶け込んだあさりの旨みがたまらない

あさり缶のクラムチャウダーパスタ

沸騰後1分　➡　保温30分以上

材料（1人分）

玉ねぎ（1cm角に切る）… ⅛個
にんじん（1cm角に切る）… ⅙本
ブロッコリー（小房に分ける）… 2房
あさり缶 … 身20g＋缶汁大さじ1
低糖質ショートパスタ … 20g
バター … 5g
A｜水 … 100㎖
　｜牛乳 … 100㎖
　｜粉チーズ … 大さじ1
　｜塩・こしょう … 各少々

作り方

1 鍋にバター、玉ねぎ、にんじんを入れて中火で1分ほど炒める。

2 あさり缶の身と缶汁、パスタ、ブロッコリー、Aを加えて沸騰させる。吹きこぼれに気をつけながら、蓋をして1分ほど煮てスープジャーに入れる。

やせPoint　**あさり缶で手軽に旨みと栄養を取り入れて**

貝類は全体的に糖質が低く、だしもたっぷりとれるので、積極的にスープに使いたい食材。あさり缶を使えば砂抜きの手間もなく、すぐに使えて便利です。

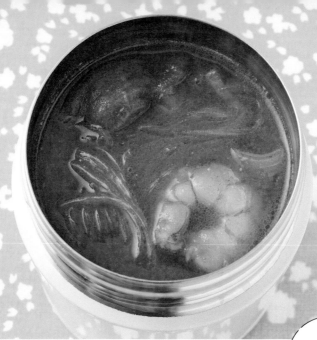

183 kcal
糖質 18.0 g

喉ごしのよいはるさめにカレー味のスープがからんでおいしい

えびとトマトのカレー風
はるさめスープ

沸騰後1分 ➡ 保温15分以上

材料 (1人分)

むきえび … 50g
玉ねぎ (薄切り) … ⅙個
トマト (くし形切り) … 小1個 (100g)
はるさめ (乾燥／スープ用に丸く
　小さくなったタイプが便利) … 10g
オリーブ油 … 小さじ½
A　水 … 200㎖
　　カレールウ (固形) … ½かけ (10g)
　　ガラムマサラ (あれば) … 適量

作り方

1 鍋にオリーブ油を中火で熱し、えび、玉ねぎを加え1分ほど炒める。

2 トマト、Aを加えて沸騰させ、混ぜながら1分ほど煮る。はるさめを加え、スープジャーに入れる。

やせPoint **糖質量が高めのはるさめは量を控えめにして、トマトでかさ増し！**

緑豆やえんどう豆などのでんぷん質から作られるはるさめは糖質が高めです。たっぷりのトマトでかさ増しすることで、糖質量をコントロールしましょう。

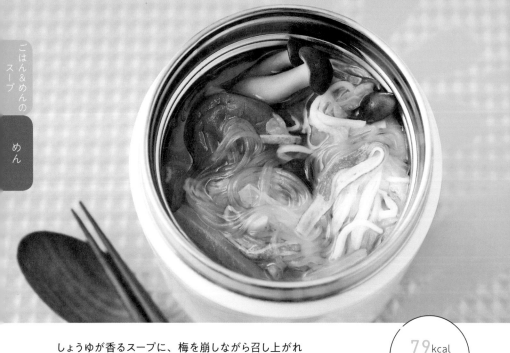

しょうゆが香るスープに、梅を崩しながら召し上がれ

79kcal
糖質13.2g

しめじと梅、かにかまの
はるさめスープ

沸騰後すぐ ➡ 保温30分以上

材料（1人分）

しめじ（石づきを切り落とし、ほぐす）…30g
かに風味かまぼこ（ほぐす）…2本
白菜（5cm長さに切る）…⅓枚
はるさめ（乾燥）…10g
A │ だし汁…200㎖
　│ 梅干し…1個
　│ しょうゆ…少々

作り方

1 鍋にしめじ、かに風味かまぼこ、白菜、Aを入れて沸騰させる。

2 はるさめを加え、スープジャーに入れる。

＊干ししいたけのスライスを加えてもおいしい。梅干し、だし汁の代わりに、お茶漬けの素で手軽に味をつけても◎。

やせPoint **低カロリー・低糖質の白菜で大満足！**

白菜はビタミンCや食物繊維が豊富。淡泊な味わいなので、さまざまな料理と合わせやすく、食べ応えも満点です。しめじも食物繊維が豊富で低カロリーなのでダイエットに最適。

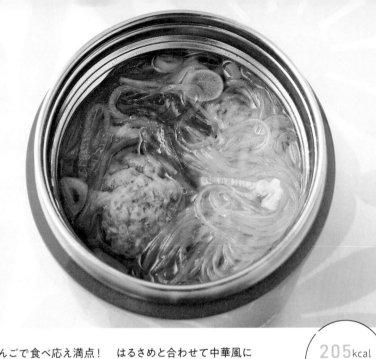

肉だんごで食べ応え満点！　はるさめと合わせて中華風に

205kcal
糖質11.2g

水菜と肉だんごの中華風はるさめスープ

沸騰後2分　➡　再沸騰　➡　保温30分以上

材料（1人分）

水菜（3cm長さに切る）… ½株（20g）
長ねぎ（小口切り）… 5cm
はるさめ（乾燥）… 10g

A 　豚ひき肉 … 60g
　　塩・こしょう・しょうが（すりおろし）… 各少々

B 　水 … 200ml
　　顆粒鶏がらスープの素 … 小さじ1
　　しょうゆ … 小さじ⅓
　　ごま油 … 小さじ¼
　　粉山椒（あれば）… 少々
　　薬味ねぎ … 適宜

作り方

1 ボウルにAを入れて練り合わせ、一口サイズに丸める。

2 鍋に①、Bを入れて中火で沸騰させ、蓋をして1～2分煮る。

3 水菜、長ねぎ、はるさめを加えて再沸騰させ、スープジャーに入れる。

やせPoint　食材のコストを下げてダイエットを続ける！

低糖質で旨みたっぷりのひき肉は、コスト面でもリーズナブルなのがポイント。肉だんごにすることで、食べ応えもアップして、1人分60gのひき肉で、大満足のボリュームです。

スープジャー弁当に合う

ヘルシーごはん＆パン

満腹感を与えてくれる
サイドメニューも、
糖質オフの工夫満載に！

休日のランチにもおすすめ。おにぎりにするときは小さめに

具だくさんチャーハン

259 kcal
糖質 31.1g

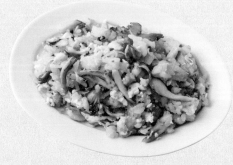

材料と作り方（1人分）

1 フライパンにごま**油小さじ1**を入れて熱し、細かくほぐした**まいたけ30g**、みじん切りにした**長ねぎ5cm分**を加える。**ごはん80g**を加えてほぐしながら炒め、溶きほぐした**卵1個**を回し入れ、手早くパラパラになるように炒める。

2 ①に**顆粒鶏がらスープ小さじ1/4**、**しょうゆ・塩・こしょう各少々**を加えて炒め合わせる。

ミネラル豊富なひじきを炊飯器に入れてスイッチオン！

ひじきと厚揚げの炊き込みごはん

107 kcal
糖質 20.0g
（1個あたり）

材料と作り方（作りやすい分量／おにぎり5～6個分）

1 **米1合（150g）**は洗って炊飯釜に入れ、目盛りに合わせて水を加え、30分以上吸水させる。**ひじき（乾燥）ひとつまみ（1g）**はさっと洗い、10分ほど水につけて戻し、水けをきる。**厚揚げ50g**は1cm厚さ、1.5cm角に切る。**にんじん30g**は細切りにする。

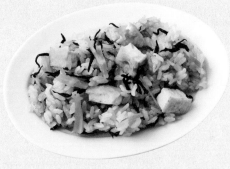

2 ①の米の水を大さじ1捨て、**しょうゆ大さじ1**、**しょうが（すりおろし）小さじ1/2**を混ぜる。ごはんに混ざらないように厚揚げ、ひじき、にんじんをのせ、炊飯器の普通モード（または炊き込みごはんモード）で炊く。

クセになるもちもち食感がスープによく合う

もち麦ごはんおにぎり

118 kcal
糖質 25.0 g
（1個あたり）

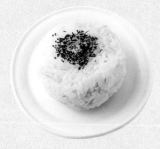

材料と作り方（おにぎり5～6個分）

1 **米1合（150g）** は洗って炊飯釜に入れ、目盛りに合わせて水を加える。**もち麦1パック（50g）** を加え、水100mℓを足して30分以上吸水させ、普通モードで炊く。

2 ①を5～6等分にして、それぞれを小さなおにぎりにする。**塩少々、赤じそふりかけひとつまみ** をまぶす。

＊もち麦ごはんは、まとめて炊いて、1食分ずつ冷凍しておくと便利。

わかめが、ごはんの糖質吸収を緩やかにしてくれる！

わかめたっぷり混ぜごはんおにぎり

114 kcal
糖質 23.3 g
（1個あたり）

材料と作り方（おにぎり5～6個分）

1 **米1合（150g）** は洗って炊飯釜に入れ、目盛りに合わせて水を加える。30分以上吸水させたら普通モードで炊く。

2 **カットわかめ7g** は水で戻して水けをしっかりとしぼり、粗く刻む。フライパンに **ごま油小さじ1/2** を熱し、わかめを2分ほど炒め、**しょうゆ小さじ1/2** を混ぜる。

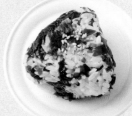

3 炊き上がった①に②を混ぜ、5等分にして、それぞれを小さなおにぎりにする。**白いりごまひとつまみずつ** ふる。

ゴロゴロ入った大豆がよいアクセントに

大豆とじゃこの混ぜごはんおにぎり

159 kcal
糖質 29.7 g

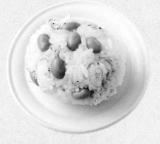

材料と作り方（1個分）

1 **ごはん茶碗1/2杯（80g）** に **大豆水煮大さじ1（10g）、じゃこ大さじ1（5g）、しょうゆ少々** を混ぜる。

2 ラップに包んでおにぎりにする。

定番の卵サンドイッチに大豆のアクセントをプラス！

卵と大豆のサンド

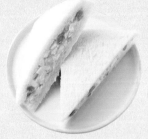

361 kcal
糖質 27.8 g

材料と作り方（1人分）

1 サンドイッチ用食パン2枚（30g）の片面に**バター5g**を塗る。

2 ゆで卵1個はフォークなどでつぶし、**マヨネーズ小さじ2**、**塩・こしょう各少々**、**マスタード（あれば）小さじ1/2**、**大豆水煮20g**を混ぜる。

3 ①に②をはさみ、半分に切る。

ボリューミーなレタスをはさんでおしゃれなカフェ風サンドに

ハムレタスサンド

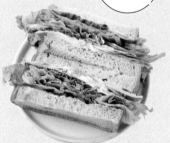

334 kcal
糖質 15.0 g

材料と作り方（1人分）

1 糖質オフ食パン（ブランパン）2枚（30g）の片面に**バター・マスタード各5g**を塗る。

2 **レタス2〜3枚**は洗ってペーパータオルで水けを取り、2〜3枚重ねてパンの大きさになるように折りたたみ、手で軽く押さえる。

3 ①のパンに**ハム3枚**、②、**マヨネーズ小さじ2**をはさみ、しっかりとラップで包んでなじませ、半分に切る。

＊間にきゅうりやサラダ菜などをはさんでもOK。ラップに包み、冷蔵庫で冷やしておくと切りやすい。

しっとりとしたサラダチキンでたんぱく質を補って

サラダチキンとトマトのサンドイッチ

265 kcal
糖質 15.0 g

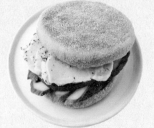

材料と作り方（1人分）

1 糖質オフパン（イングリッシュマフィンタイプ）1個を線に沿って半分に切る。

2 ①のパンの間に、斜め薄切りにした**きゅうり1/3本分**、1cm厚さの輪切りにした**トマトのスライス1枚**、**マヨネーズ適量（約大さじ1）**、スライスした**サラダチキン40g**の順にしっかりとはさむ。

＊お好みで玉ねぎのスライスやピクルスをのせてもおいしい。

卵は低糖質&高たんぱく！　ダイナミックにはさむのが◎

スプラウトとオムレツのサンド

306 kcal
糖質 29.1 g

材料と作り方（1人分）

1 サンドイッチ用食パン2枚（30g）の片面にバター5gを塗る。

2 卵1個、牛乳小さじ1、塩・こしょう各少々を混ぜ合わせ、卵焼き器にオリーブ油小さじ1/2を熱して、パンの大きさに合わせてオムレツを作り、冷ます。

3 ①に②、トマトケチャップ大さじ1/2、ブロッコリースプラウト20gをはさみ、ラップに包み、冷蔵庫で10分ほどなじませ、2〜4等分する。

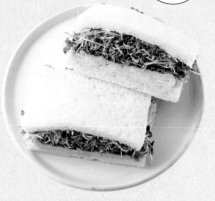

＊お好みでスライスチーズをはさんでもおいしい。

アボカドはレモン汁をまぶして変色を防いで

ベジタブルチーズサンド

337 kcal
糖質 17.9 g

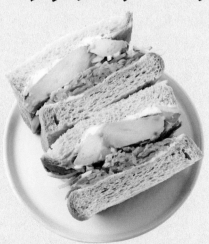

材料と作り方（1人分）

1 糖質オフ食パン（ブランパン）2枚（30g）の片面にバター5gを塗る。

2 アボカドは8mm厚さに切り、レモン汁小さじ1をまぶして汁をきる。薄切りした紫玉ねぎ25gは水に5分さらしてペーパータオルで水けをとる。

3 ①のパン1枚にカッテージチーズ大さじ2を塗り、せん切りしたにんじん30g、②の紫玉ねぎ、マヨネーズ大さじ1/2、②のアボカドの順にのせて、もう一枚のパンを重ねる。ラップに包み、冷蔵庫で10分ほどなじませ、半分に切る。

| さくいん | 食材からスープレシピを探せるようにしています。毎日のお弁当やランチに活用してください。 |

肉類・肉加工品

■牛肉
丸ごとピーマンと牛肉のからし風味スープ ······ 26
牛肉とかぶのゆずこしょうスープ ······ 32
牛肉とトマト缶のボルシチ風スープ ······ 46
ビーフシチュー風スープ ······ 70
牛肉と小松菜の五香粉風味スープ ······ 78
牛肉とクレソンのにんにくスープ ······ 86
発芽玄米と牛肉のユッケジャン風雑炊 ······ 103

■豚肉
豚肉とピーラー根菜のしょうがみそ汁 ······ 16
豚肉と海藻ミックスのごまみそ汁 ······ 19
豚肉と玉ねぎのしょうがレモンスープ ······ 24
豚肉とクレソンのバジルコンソメスープ ······ 61
マーボーなす風スープ ······ 77
豚肉とミニトマトの欧風カレースープ ······ 90
しらたきと豚肉の豆板醤スープめん風 ······ 115
豚肉とカマンベールのコンソメスープパスタ ······ 117

■鶏肉
トマトとブロッコリー、鶏むね肉の豆乳みそ汁 ······ 14
鶏もも肉と長ねぎのにんにくみそ汁 ······ 17
鶏ささみとアボカドのみそ汁 ······ 18
和風ポトフ ······ 34
鶏むね肉とかぼちゃのコンソメスープ ······ 60
鶏もも肉とキャベツ、にんじんのポトフ ······ 65
鶏もも肉となすのデミスープ ······ 70
鶏ささみとしいたけのサンラータン風スープ ······ 76
鶏もも肉とブロッコリーのバターチキンカレースープ ······ 92
鶏ささみとキャベツのパクチースープ ······ 94
押し麦と鶏もも肉のサムゲタン風雑炊 ······ 100

■ひき肉
和風マーボースープ ······ 23
ピーマンとトマトのハンバーグスープ ······ 44
チリコンカン風スープ ······ 50
パプリカとなす、鶏ひき肉の塩バタースープ ······ 68
豚ひき肉ともやしの坦々スープ ······ 74
切り干し大根の鶏だんごスープ ······ 79
合いびき肉と押し麦のトマトリゾット ······ 108
しらたきと鶏ひき肉のスープめん風 ······ 114
水菜と肉だんごの中華風はるさめスープ ······ 121

■肉加工品（焼き豚・サラダチキン・ウインナー）
焼き豚とほうれん草の中華スープ ······ 37
サラダチキンとキャベツの即席みそ汁 ······ 41
マッシュルームとウィンナーのクリームスープ ······ 54
ザワークラウト風ウィンナーとキャベツのスープ ······ 58
サラダチキンとミニトマトのガーリックスープ ······ 97

魚介類・魚介加工品

■あさり・ほたて
あさりとほうれん草の昆布スープ ······ 29
ベビーほたてと白菜のミルクスープ ······ 80

■いか・えび
えびと長いものわさび風味スープ ······ 28
えびのミルクトマトスープ ······ 48
えびとセロリのナンプラースープ ······ 96
いかとクレソンのトマトクリームスープパスタ ······ 116
えびとトマトのカレー風はるさめスープ ······ 119

■切り身魚（鮭・鯛・たら・めかじき）
鮭と大根のバターみそ汁 ······ 20
たらとじゃがいもの豆乳みそスープ ······ 21
鯛のブイヤベース風スープ ······ 47
たらとアスパラのレモンクリームスープ ······ 52
鮭とコーンのミルクスープ ······ 55
鮭ときのこのバターコンソメスープ ······ 63
めかじきとブロッコリーのコンソメスープ ······ 64
めかじきといんげんのタイ風カレースープ ······ 88
鮭と豆苗の雑穀米かゆ ······ 104

■シーフードミックス
シーフードミックスときのこのレモンコンソメスープ ······ 62
シーフードミックスと野菜のハーブスープ ······ 94
シーフードミックスとアスパラのもち麦チーズリゾット ······ 106

■たらこ
しらたきとたらこのスープめん風 ······ 112

■小魚類（桜えび・しらす干し・じゃこ）
豆腐としらすのあっさりスープ ······ 35
豆腐と桜えびのポン酢スープ ······ 39
桜えびと豆腐の豆乳スープ ······ 81
もち麦ときのこのじゃこ雑炊 ······ 102

■缶詰（あさり缶・さば缶・ツナ缶）
さば水煮缶と薬味野菜の冷や汁 ······ 22
ツナとセロリの赤じそ風味スープ ······ 38
あさり缶とわかめのチーズ風味コンソメスープ ······ 40
たたきごぼうとさば缶のコチュジャンスープ ······ 87
あさり缶のクラムチャウダーパスタ ······ 118

■練り製品（かに風味かまぼこ・ちくわ）
厚揚げとちくわのおでん風スープ ······ 30
かにかまと梅のとろろ昆布スープ ······ 36
しめじと梅、かにかまのはるさめスープ ······ 120

海藻類
豚肉と海藻ミックスのごまみそ汁 ······ 19
めかぶとオクラのトロトロスープ ······ 27
あさりとほうれん草の昆布スープ ······ 29
かにかまと梅のとろろ昆布スープ ······ 36
あさり缶とわかめのチーズ風味コンソメスープ ······ 40
厚揚げと小ねぎのわかめスープ ······ 83
わかめをたっぷり混ぜたおにぎり ······ 123

野菜・野菜加工品・果物

■青菜（小松菜・ほうれん草・水菜・クレソン）
あさりとほうれん草の昆布スープ ······ 29
焼き豚とほうれん草の中華スープ ······ 37
牛肉と小松菜の五香粉風味スープ ······ 78
牛肉とクレソンのにんにくスープ ······ 86
ほうれん草とチーズのジェノベーゼ風玄米リゾット ······ 111
いかとクレソンのトマトクリームスープパスタ ······ 116
水菜と肉だんごの中華風はるさめスープ ······ 121

■オクラ
めかぶとオクラのトロトロスープ ······ 27

■かぼちゃ
崩しかぼちゃと大豆のポタージュ風スープ ······ 57
鶏むね肉とかぼちゃのコンソメスープ ······ 60

■キャベツ・レタス・白菜
サラダチキンとキャベツの即席みそ汁 ······ 41
ザワークラウト風ウィンナーとキャベツのスープ ······ 58
鶏もも肉とキャベツ、にんじんのポトフ ······ 65
ベビーほたてと白菜のミルクスープ ······ 80
レタスとザーサイの卵スープ ······ 82
鶏ささみとキャベツのパクチースープ ······ 94

■グリーンアスパラガス
たらとアスパラのレモンクリームスープ ······ 52
シーフードミックスとアスパラのもち麦チーズリゾット ······ 106

■ゴーヤ
ゴーヤと豆腐の和風カレースープ ······ 91

■ごぼう
たたきごぼうとさば缶のコチュジャンスープ ······ 87

■さやいんげん
めかじきといんげんのタイ風カレースープ ······ 88

■セロリ
ツナとセロリの赤じそ風味スープ ······ 38
えびとセロリのナンプラースープ ······ 96

■大根・かぶ
鮭と大根のバターみそ汁 ······ 20
具だくさんけんちん汁 ······ 31
牛肉とかぶのゆずこしょうスープ ······ 32

■玉ねぎ
豚肉と玉ねぎのしょうがレモンスープ ……………… 24
ミックスきのこと玉ねぎの塩バタースープ …………… 68

■トマト・ミニトマト
トマトとブロッコリー、鶏むね肉の豆乳みそ汁 ……… 14
ピーマンとトマトのハンバーグスープ ……………… 44
えびのミルクトマトスープ ……………………… 48
豚肉とトマトのバジルコンソメスープ ……………… 61
豚肉とミニトマトの欧風カレースープ ……………… 90
大豆と夏野菜のトマトカレースープ ……………… 93
サラダチキンとミニトマトのガーリックスープ……… 97
えびとトマトのカレー風はるさめスープ …………… 119

■なす
パプリカとなす、鶏ひき肉の塩バタースープ ……… 68
鶏もも肉となすのデミスープ ……………………… 70
マーボーなす風スープ ……………………………… 77

■長ねぎ・小ねぎ
鶏もも肉と長ねぎのにんにくみそ汁 ……………… 17
厚揚げと小ねぎのわかめスープ …………………… 83

■にんじん
和風ポトフ ………………………………………… 34
せん切りにんじんとじゃがいものマスタードクリームスープ… 56
鶏もも肉とキャベツ、にんじんのポトフ …………… 65

■パクチー・バジル
豚肉とトマトのバジルコンソメスープ ……………… 61
鶏ささみとキャベツのパクチースープ ……………… 94
ほうれん草とチーズのジェノベーゼ風玄米スープ…111

■パプリカ・ピーマン
丸ごとピーマンと牛肉のからし風味スープ ……… 26
ピーマンとトマトのハンバーグスープ ……………… 44
パプリカとなす、鶏ひき肉の塩バタースープ ……… 68

■ブロッコリー・カリフラワー
トマトとブロッコリー、鶏むね肉の豆乳みそ汁 ……… 14
めかじきとブロッコリーのコンソメスープ ………… 64
カリフラワーと大豆のコンソメスープ ……………… 67
鶏もも肉とブロッコリーのバターチキンカレースープ… 92
具だくさんクリームリゾット ……………………… 109

■もやし・豆苗
豚ひき肉ともやしの坦々スープ …………………… 74
鮭と豆苗の雑穀米かゆ ……………………………… 104

■野菜加工品
(切り干し大根・コーン缶・ザーサイ・トマト缶・
トマトジュース・梅干し・キムチ)
かにかまと梅のとろろ昆布スープ ………………… 36
牛肉とトマト缶のボルシチ風スープ ……………… 46
鯛のブイヤベース風スープ ………………………… 47
チリコンカン風スープ ……………………………… 50
オムレツスープ ……………………………………… 51
鮭とコーンのミルクスープ ………………………… 55
切り干し大根の鶏だんごスープ …………………… 79
レタスとザーサイの卵スープ ……………………… 82
キムチ鍋風スープ …………………………………… 84
合いびき肉と押し麦のトマトリゾット ……………… 108
いかとクレソンのトマトクリームスープパスタ……116
しめじと梅、かにかまのはるさめスープ …………… 120

■アボカド
鶏ささみとアボカドのみそ汁 ……………………… 18

■レモン
豚肉と玉ねぎのしょうがレモンスープ …………… 24
たらとアスパラのレモンクリームスープ ………… 52
シーフードミックスときのこのレモンコンソメスープ…62

きのこ類
マッシュルームとウィンナーのクリームスープ ……… 54
シーフードミックスときのこのレモンコンソメスープ…… 62
鮭ときのこのバターコンソメスープ ……………… 63
ミックスきのこと玉ねぎの塩バタースープ ………… 68
鶏ささみとしいたけのサンラータン風スープ ……… 76
もち麦ときのこのじゃこ雑炊 ……………………… 102
しめじと梅、かにかまのはるさめスープ …………… 120

いも類
たらとじゃがいもの豆乳みそスープ ……………… 21
えびと長いものわさび風スープ …………………… 28
せん切りにんじんとじゃがいものマスタードクリームスープ… 56

しらたき
しらたきととらこのスープめん風 ………………… 112
しらたきと鶏ひき肉のスープめん風 ……………… 114
しらたきと豚肉の豆板醤スープめん風 …………… 115

卵
落とし卵入りラタトゥイユ風スープ ……………… 49
オムレツスープ ……………………………………… 51
豆腐と卵のふわふわスープ ………………………… 66
レタスとザーサイの卵スープ ……………………… 82

豆類・豆加工品
■厚揚げ
厚揚げとちくわのおでん風スープ ………………… 30
厚揚げと小ねぎのわかめスープ …………………… 83

■大豆水煮
チリコンカン風スープ ……………………………… 50
崩しかぼちゃと大豆のポタージュ風スープ ……… 57
カリフラワーと大豆のコンソメスープ …………… 67
大豆と夏野菜のトマトカレースープ ……………… 93
もち麦と大豆の豆乳みそ雑炊 ……………………… 105

■豆腐
和風マーボーみそ汁 ……………………………… 23
具だくさんけんちん汁 ……………………………… 31
豆腐としらすのあっさりスープ …………………… 35
豆腐と桜えびのポン酢スープ ……………………… 39
豆腐と卵のふわふわスープ ………………………… 66
桜えびと豆腐の豆乳スープ ………………………… 81
キムチ鍋風スープ …………………………………… 84
ゴーヤと豆腐の和風カレースープ ………………… 91

■豆乳
トマトとブロッコリー、鶏むね肉の豆乳みそ汁 ……… 14
たらとじゃがいもの豆乳みそスープ ……………… 21
桜えびと豆腐の豆乳スープ ………………………… 81
もち麦と大豆の豆乳みそ雑炊 ……………………… 105

■はるさめ
えびとトマトのカレー風はるさめスープ …………119
しめじと梅、かにかまのはるさめスープ ………… 120
水菜と肉だんごの中華風はるさめスープ ………… 121

主食
■押し麦・米・雑穀ミックス・発芽玄米・もち麦
押し麦と鶏むね肉のサムゲタン風雑炊 ……………100
もち麦ときのこのじゃこ雑炊 ………………………102
発芽玄米と牛肉のユッケジャン風雑炊 ……………103
鮭と豆苗の雑穀米かゆ ………………………………104
もち麦と大豆の豆乳みそ雑炊 ………………………105
シーフードミックスとアスパラのもち麦チーズリゾット…106
合いびき肉と押し麦のトマトリゾット ……………108
具だくさんクリームリゾット ………………………109
もち麦のカレー風味リゾット ………………………110
ほうれん草とチーズのジェノベーゼ風玄米リゾット……111

■低糖質ショートパスタ
いかとクレソンのトマトクリームスープパスタ ……116
豚肉とカマンベールのコンソメスープパスタ ………117
あさり缶のクラムチャウダーパスタ ………………118

127

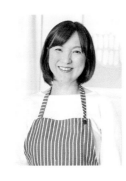

PROFILE

阪下千恵 (さかした ちえ)

料理研究家・栄養士。外食大手企業、食品宅配会社を経て独立。作りやすくて栄養バランスのよい料理が好評を博し、テレビや雑誌、書籍など多岐にわたり活躍中。2017年からは家事をシンプルにデザインする、家事研究家としても活動。主な著書に『作りおき×すぐできおかず400品』『一生使える！ 野菜のおかず事典300』（ともに学研プラス）、『毎日のホットクックレシピ』（日東書院本社）、『野菜たっぷり大量消費レシピ304』（新星出版社）、『キッチンがたった1日で劇的に片づく本』（主婦と生活社）など多数。

STAFF

撮影 … 武井メグミ
デザイン … 小林沙織
スタイリング … 小坂桂
調理アシスタント … 宮田澄香／岩間朋子
編集・構成 … 丸山みき (SORA企画)
編集アシスタント … 樫村悠香 (SORA企画)
校正 … 株式会社ゼロメガ

撮影協力：サーモス株式会社

やせるスープジャー弁当100

2021年2月2日　第1刷発行
2022年1月21日　第2刷発行

著　者　　阪下千恵
発行人　　中村公則
編集人　　滝口勝弘
企画編集　田村貴子
発行所　　株式会社　学研プラス
　　　　　〒141-8415　東京都品川区西五反田2-11-8
印刷所　　大日本印刷株式会社
DTP製作　株式会社グレン